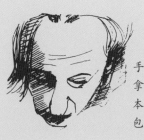

手术室里，吴香达素有"快刀"美誉，
拿起绘图铅笔也一样潇洒。
本书所有插图都是吴医师信手绘出。
包括此幅。

为什么

她们不会老

荷尔蒙的震荡

吴香达 著

四川大学出版社

出版统筹：龚娇梅　张　晶
责任编辑：龚娇梅
责任校对：张　澄
封面设计：邓　涛
责任印制：王　炜

图书在版编目（CIP）数据

　　为什么她们不会老：荷尔蒙的震荡 / 吴香达著. —
成都：四川大学出版社，2018.12
　　ISBN 978-7-5690-2657-3

　　Ⅰ．①为… Ⅱ．①吴… Ⅲ．①雌激素－临床应用
Ⅳ．① R977.1

　　中国版本图书馆 CIP 数据核字（2018）第 289106 号

本书经由作者吴香达授权

国际简体中文版授权深圳市爱及特文化发展有限公司

四川省版权局著作权登记图进字 21-2019-613 号

书名　　为什么她们不会老：荷尔蒙的震荡
　　　　WEISHENME TAMEN BUHUILAO: HE'ERMENG DE ZHENDANG

著　　者　吴香达
出　　版　四川大学出版社
地　　址　成都市一环路南一段 24 号（610065）
发　　行　四川大学出版社
书　　号　ISBN 978-7-5690-2657-3
印前制作　墨创文化
印　　刷　深圳希望印务有限责任公司
成品尺寸　170 mm×230 mm
印　　张　6.5
字　　数　99 千字
版　　次　2020 年 3 月第 1 版
印　　次　2020 年 3 月第 1 次印刷
印　　数　1～4 200 册
定　　价　46.00 元

◆ 读者邮购本书，请与本社发行科联系。
　　电话：(028)85408408/(028)85401670/
　　(028)86408023　邮政编码：610065
◆ 本社图书如有印装质量问题，请寄回出版社调换。
◆ 网址：http://press.scu.edu.cn

四川大学出版社
微信公众号

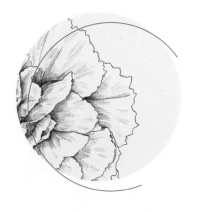

再版的话

　　台北荣民总医院（北荣），既是一个医院，又像是一个工厂，更像是一个大家庭。

　　台北荣民总医院妇女医学部（北荣妇医）是北荣的一员，好多"一员"以及每"一员"里面的工作伙伴，便形成北荣这个大家庭。

　　北荣里面的每"一员"都有它的专长，简单地说，北荣是集合了许多专长所成立的一个医院，一个大家庭。举例来说，妇癌科便是"北荣妇医"里面的一小员。

　　北荣既然是个医院，它的专职，它的目标，也是它的重点，当然便是病人。

　　医院必须营造一个好的工作环境，让所有的工作人员觉得在这里工作很体面，有成就感，喜欢在这个环境里面工作，而且把这份喜欢的感觉传承下去：是家庭，会是一个融洽的大家庭；是工厂，会是一个分工合作的工厂；是医院，会是一个令人骄傲的医院。

北荣妇医有机会成为这个医院的一员、家庭的一分子，已十分荣幸；今见子宫颈癌已跌出十大死亡之列，欣喜莫名；《为什么她们不会老》一书又将再版，特为之序。

吴香达

2017 年 10 月 18 日

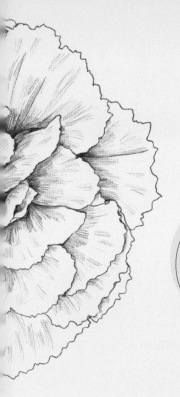

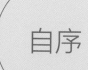

自序

如果我是女人

根据台湾主计处 1999 年底的统计，台湾地区 65 岁以上的老人已高达总人口的 8.2%（181 万人 /2198 万人），平均寿命也提升为 77 岁，换言之，台湾社会已经迈入高龄化，所以不管大家想不想，将来会有越来越多的人活过 70 岁。

台湾的妇女，与世界各先进地区大致一样，平均的停经年龄是 51 岁，平均的寿命是 77 岁。因此有 25 年以上是活在停经后的岁月里。在台湾，这个年龄层的妇女大约有两百万人。她们年轻时为了家庭，不论在外工作或在家主中馈，多半都很辛劳。随着她们迈入更年期，社会也逐渐富裕，她们多半不再需要为家庭而拼命，开始能顾到自己的需求。可是此时体力的衰退、各种更年期症状的出现，都使她们在追求"为自己而活"的人生新目标时不那么顺利。

推迟自然的退化

所幸女性荷尔蒙的补充治疗，对因为内分泌衰退所引发的更年期症状很有帮助，让自然的退化可以推迟。原来，女性荷尔蒙补充治疗可以代替已经老化、没有能力再产生女性荷尔蒙的卵巢的功能，满足身体原有对荷尔蒙的需要和依赖，甚至再造月经，维护更年期妇女心理和身体上的平衡。

接受荷尔蒙治疗的妇女越来越多。欧洲及美国在近几年分别增加了三倍之多，大约30%的更年期妇女正在使用荷尔蒙，再创她们的活力。但是荷尔蒙是否有副作用的争议也不时冒出。

有时经过媒体"神来之笔"的报道，或听到和看到的人断章取义，事实和误传混淆不清，就引发了"女性荷尔蒙会致癌"的恐慌。还没开始使用的妇女裹足不前，用了一半的人紧急踩刹车。

荷尔蒙究竟会不会引起癌症，是近年来大家最常争论，也最关心的问题。而世界上绝大多数的医学中心和研究所长期追踪使用荷尔蒙的结果显示，比较使用荷尔蒙和不使用荷尔蒙的人的癌症发生率，尤其是子宫癌和乳腺癌，结果并没有差异。甚至有的癌症，像大肠癌，还会减少。事实上，许多跟荷尔蒙有关联的器官发生的癌症，譬如子宫癌、乳腺癌和前列腺癌，在一般的疗法完成之后，多半还得用荷尔蒙来治疗。

目前真的有争议的并不是荷尔蒙会不会引起癌症，而是癌症治疗后的病人有需要用荷尔蒙进行补充治疗，以减低更年期的症状时，能不能用荷尔蒙？由于这部分的观察时间不够，因此还未有一致的看法。就目前所知，癌症治疗后，用荷尔蒙的人复发率比不用的人低。

更重要的是女性荷尔蒙能调节神经，消除停经后发生的燥热和阴道分泌的不够；同时还能保护心脏血管，可以提升血液中高密度脂蛋白胆固醇的水平，因此血液中的蛋白和脂肪不容易淤塞在血管，使血管变窄，可以减少心肌缺氧和脑中风的危险达50％。

女性荷尔蒙还能够刺激成骨细胞的功能，使骨骼的结构得以维持，骨骼的含量不会流失，骨质不会疏松，可以减少骨折的发生，估计可减少发生率达70％。

荷尔蒙还真管用

从上面这些事实来看，女性荷尔蒙虽不是万灵丹，更不是古代所说的长生不老药，不过，还真管用。

我是一个妇产科医师，有职责让女性朋友，尤其是更年期和停经后的妇女和关心她们的亲友，以及从事医疗和社会工作者，知道女性荷尔蒙的发展和专家们的看法。告诉她们荷尔蒙的好处和坏处，让她们自己决定要不要用。

但如果我是一个女人，在更年期来临时，不管有没有停经，也不管有没有症状，我都会毫不犹疑地使用女性荷尔蒙。这让我这个已经工作了大半辈子的人，能在未来平均长达二十五年的时日里继续全力付出。我绝不让更年期来划分我的生命，浪费更年期之后的岁月。我将会快乐地计算，每天究竟做了多少我喜欢的事。

希望所有更年期的妇女，都能做出对自己最好的选择，充分发挥生命的价值，每天都过得很充实。这么满足、这样快乐，她们怎么还会老？

提到古代的英雄人物，不会缺少杨家将，当然更不会忘记佘太君，以及和她朝夕相伴的龙头降。小时候看小说，觉得龙头降是武功高强和权威的表征；现在从医学立场看起来，龙头降其实无非是稳定碎步的拐杖。

看街上的老人踩着小碎步走路就知道了。碎步走，一方面是为了维持身体的平衡，另一方面也是因为关节硬化、步伐跨不出去。过马路时，由于匆忙，这种情形尤其明显。撑着拐杖，走路就稳些。

在诊间里，只要见到弯着腰、一副很"谦逊"的样子走进来的病人，我都会问她："裙子是不是越穿越长？""有没有腰酸背痛？"前者是因为骨头中空，不堪压迫，腰椎间的距离缩小，人因而变得越来越矮的结果；后者是因为腰椎关节的距离改变之后，附着在这些关节上的肌肉、肌腱和筋膜跟着变形，引发不规则的收缩，血液流通不顺，容易缺氧，引起抽搐。由于很轻微，因此多半感受不到，但却容易因肌肉的疲累产生酸痛。其次就是关节距离减小之后，容易发生摩擦，引起增生（或称骨刺），与附着在上面的筋膜擦撞引起发炎，也会产生疼痛，如此相互影响的结果，就使不舒服越来越强烈了。

不论是关节硬化或者腰椎关节距离缩小，都是骨质疏松的结果。

许多中年后的妇女，跟我说月经不顺。我在检查后经常会追问一个问题："分泌会不会不够？行房时会不会感觉干？"她们的回答多半是肯定的。

影响分泌不够的因素很多，包括夫妻双方对性生活的态度。不过，停经前的内分泌失调却是主要原因之一。雌激素分泌不足，定期脱落的阴道上皮细胞得不到足够的补充，阴道分泌不够，因此会充血。开始的时候，性交会觉得干涩，之后才会痛，严重时会有阴道炎。此种现象应该是中年妇女普遍有的一个问题，但是主动提出来的妇女却很少。

　　曾经有一位50岁，愁容满脸、头发斑白的女性来看门诊。检查之后，我告诉她阴道因为内分泌不够，有发炎现象。问她："跟先生在一起，会不会不舒服？"她突然号啕大哭起来。原来她每天一到关灯睡觉就害怕。到最后，她在家里的地位也不如以往，先生动辄数落她，让她很难过。

　　这些人都遇到了更年期问题。

吴秀达

2000 7/20

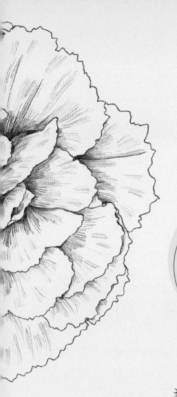

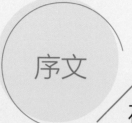

序文

荷尔蒙的震荡

　　女人的一生，如同花树一样要经历春夏秋冬的四季更迭。吴香达教授行医五十余年，医治病患无数，如同园丁一样，辛勤灌溉照护着女性病患春夏秋冬面临的各种不同健康状况。本书是台湾第一本深入探讨荷尔蒙与癌症关系的书，吴香达教授从专业的角度，澄清了妇女朋友在荷尔蒙与癌症之间错误画上等号的迷思。他根据身体各个系统不同的功能和特点，引用当时最新的文献资料分析了停经后荷尔蒙疗法的优劣，比较了不同药物之间的疗效和作用，提出不同身体状况下应该注意的事项。全书的理论和案例，让受到更年期困扰的妇女们，看了能够更安心。

　　诚如吴教授在其著作《如果我是女人》中所述："如果我是一个女人，在更年期来临时，不管有没有停经，也不管有没有症状，我都会毫不犹豫地使用女性荷尔蒙。好让我这个已经工作了大半辈子的人，能在未来平均长达二十五年的时日里继续全力付出。我绝不让更年期来划分我的生命，浪费更年期之后的岁月。我将会快乐地计算，每天究竟做了多少我喜欢的事。"

吴香达教授是我的恩师，他 1971 年到美国北卡纳州医学院（基督山）附属医院完成了两年的总医师训练，获得医学博士，然后回到台北荣民总医院妇产部当产科主任，开始从事妇产科医疗工作，致力于产科无痛分娩及高阶产检。自 1979 年起担任台北荣民总医院妇产部主任。于 1981 年策划建立台湾第一座精子银行，首创羊水细胞染色体诊断产前检查；成立试管婴儿小组，带领妇产部成功孕育台湾首例试管婴儿。1983 年开设优生保健咨询门诊，引进产前羊膜穿刺技术。后来又开始推动抹片的工作，创立"六分钟护一生"口号，推广妇女癌症预防理念。学术上，他改良子宫颈癌根除手术，荣获国际妇女癌症治疗终身成就奖。于 1991 年结合各大医学院、医学中心以及妇产科医学会等专家，合力成立台湾妇癌医学会，并担任首任理事长，创办妇癌医学期刊。吴香达教授为鼓励年轻医生读书，打造了一个医学专业的文化平台，推广医学教育，亲自撰写《临床产科学》《临床妇科学》《子宫颈癌》等教科书，指导年轻医师。为普及妇女对健康的认知，著有《骨盆腔发炎和艾滋病》《月经的烦恼》《荷尔蒙的震荡》等著作。并于 1992 成立妇癌基金会，协助弱势妇女与家庭。吴香达教授国内外获奖无数，包括台湾十大杰出医师、美国国际传记研究所(ABI)科学金人奖、国际妇癌终身成就奖等。吴教授对于妇产科各个领域都非常专精，可说是妇产界的翘楚。

2018 年农历年过后吴香达教授重新整理了他所有的著作，对于《荷尔蒙的震荡》，计划重新注解，可惜五月份开始身体微恙，健康状况渐渐走下坡，不幸于九月中旬逝世，妇产科学界痛失先驱。缅怀恩师，想起杜甫诗词"摇落深知宋玉悲，风流儒雅亦吾师"。思念吾师，不胜唏嘘。知悉大陆要出版恩师的《荷尔蒙的震荡》一书，特撰文以抒发对恩师的思念，是为序。

生颜明贤
敬笔
2018 年 12 月 25 日

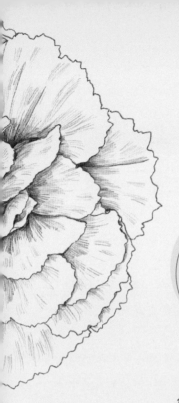

心中永恒的遗憾

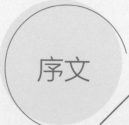

吴香达大夫是荣总妇科权威，也是20世纪60年代的台湾名医。经好友介绍，我成为了他的患者。吴大夫不仅医术精湛，而且医德甚高，对待病患总是笑脸相迎。病患如有询问，他总是款款而谈，细心解说病况，使我们对病情的焦虑心情平缓下来，并对他的医术和自己疾病的痊愈满怀信心。我一直以来都十分庆幸自己曾经能够成为他的病人。

1980年，我离开台湾移民赴美，岁月匆匆而逝。2016年我于深圳工作时，突感身体不适。返台经医院检查之后，妇科报告急需开刀。由于事情突兀，内心感到惶惶然，突然想起久失联络的吴香达大夫。

事隔36年未联系，是时吴大夫已退休，筹建成立了台湾癌症基金会并担任会长。我贸然打了电话，经秘书约谈，赴基金会再次与吴大夫见面。虽然时间辗转相隔太久，他依然风度翩翩、温文尔雅，一如以前那样平易近人，十分耐心地为我详解病症。他随后抬头告知我，他想起当年在荣总看病问诊的我了。他用爱、关怀与专业知识分析了我的病症，告知我一定要开刀，也要我放心今天的技术、药物，并逐一解答了我所挂虑的问题，整个过程一直细心聆听我的心境。会见吴大夫之后，我心中的疑惑、担心全然放下。

2016年11月2日我住进荣总，颜明贤大夫问诊后确定是子宫内膜癌，医生告知要切除四个部位，并决定于2016年11月6日开刀。在医院期间，由于有吴大夫的解答，我很安然，心中满溢平安、喜乐而没有惶恐。我知道，虽走过死荫幽谷，但一切必会安然度过。手术进行得很顺利，度过术后恢复期后我又全身心投入工作。2017年3月返回台湾做例行检查时，我专程拜访了吴大夫当面致谢。

我多年来在大陆从事文字工作，主要引介出版家庭教育、亲子教育、心理辅导书系。当自己健康亮起红灯时，才深觉出版具有医学知识的科普保健书非常重要。为帮助姐妹们科学地了解妇科知识，认知自己身体的变化，我特向吴大夫和天下文化公司获取了在大陆出版《子宫颈癌》《为什么她们不会老》两本书的文字授权。

吴大夫仁心仁术乐于助人，是以良善、体贴、真诚相待，与病患持同理心的好医生。今日欣逢新书付梓，但故人已不在人世，未能亲手将书交到吴大夫手中，心中深感遗憾。但吴大夫在天堂有灵，一定会高兴他的书可以造福于更多的中国人。

陈彩娥

2019年6月2日

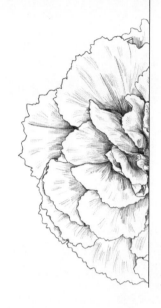

目录

第一章

更年期症候群

谁都会老，谁也都怕老。

防老，一直是人类追求的目标。

为了防老，更年期的妇女，不可不知。

关心她们的人，不可不读。

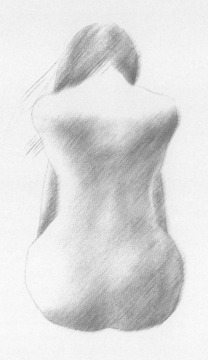

什么是更年期?

从功能上看，妇女因为卵巢功能退化，无法再生育，这段从能够生育到无法生育的过渡时期，便是更年期。从机理上可以这样解释：卵巢从定期的排卵转变为不定期的排卵，这种女性荷尔蒙逐渐降低的过程，便是更年期。

停经和更年期常被混淆，其实更年期在先，停经在后。进入更年期，女性荷尔蒙逐步减少，月经紊乱，最后月经停止，才是停经。

停经后的女性荷尔蒙非常低，不过却很稳定。主要的来源是由肾上腺分泌的雄性激素——包括雄烯二酮（androstenedione）等转化成为雌酮（estrone, E_1）。因此也可以说，荷尔蒙由原先以卵巢分泌为主转变成以肾上腺分泌为主的过程，就是更年期。血液检查时，由雌二醇［又称为强力求偶素（17-estradiol, E_2）］低于 25 pg/ml 以及卵泡刺激素（follicular-stimulating hormone, FSH）高于 50 mIU/ml，就能作出停经的诊断。

一般在停经之前两三年，卵巢荷尔蒙便逐渐减少。停经之后 6～8 年，生殖器官就有明显的萎缩现象：子宫变小、卵巢萎缩、阴道变小、外阴脂肪变薄、乳房因脂肪减少而萎缩下垂。从这里便可以明显地看出来，更年期应该分为停经前期和停经后期。停经是更年期里面的一个阶段，以最后一次月经停止来计算，一年之内不再有月经，就可确定是停经。

女性荷尔蒙的来源

女性荷尔蒙是从卵巢里的滤泡中产生的。女性在出生的时候卵巢滤泡约有 700,000 个，初潮时大约减少为 400,000 个。生育妇女大约平均排卵 400 次，到停经后滤泡便归零了。很明显的是，滤泡数量是随着年龄而递减的。

卵巢滤泡产生的雌激素（estrogen），其主要成分是雌二醇（E_2）以及少量的雌酮（E_1）。E_2 是最强有力的女性荷尔蒙，在肝脏和其他周边组织中，E_2 因酶的作用而转变成为 E_1。在停经前，血液里 E_2、E_1 的浓度几乎相等。停经后由于 E_2 减产，E_2：E_1 便小于 1。黄体素（progesterone）[①] 会促进 E_2 转变成 E_1，因此在月经的后半段，也就是黄体期，二者的比例也是小于 1 的。

更年期荷尔蒙的变化

卵巢是分泌雌激素的主要器官，以 E_2 及 E_1 为主。E_2 能与女性全身 300 多种雌激素受体结合，从而发挥生物作用。到了更年期，由于卵巢的滤泡逐渐耗尽，滤泡对脑垂体所分泌的促性腺激素（gonadotrophin）反应迟缓，女性荷尔蒙的产量因此不够。一般女性在 35 岁以后，生育能力开始减弱，恐怕就是第一个征候。因为看不到，这个征候便轻易地被忽略了。

①编辑注：黄体素（progesterone）在大陆名称为黄体酮。

在更年期前期，由于滤泡对促性腺激素反应迟慢，雌激素的产生便不够，也不足以刺激促黄体生成素的产生，便不容易有排卵现象，因此黄体素也明显减少。但促性腺激素并不知道滤泡的问题，只知道雌激素不够，便认为滤泡需要多一点刺激。刺激的主要来源是促性腺激素中的卵泡刺激素。等到滤泡逐渐缺乏甚至衰竭后，卵巢对增加的卵泡刺激素再也无法领情，也无法排卵，黄体素分泌因而停止，日子一久，也就停经了。

雌激素分泌减少

除黄体素减少之外，在更年期里最重要的现象还有雌激素的减少。停经后雌激素实际上一直都在分泌，只是量不够，同时在一开始停经的时候也不稳定，因此子宫内膜也随着起舞。雌激素分泌多的时候，子宫内膜肥厚；分泌少的时候，子宫内膜脱落。因此，不规律的子宫出血也是常见的，不过这一现象会因人而异。

女性的肾上腺(adrenal glands)和卵巢都能制造雄激素(androgen)。主要包括雄烯二酮和睾酮（testosterone）。停经后，因为卵巢老化，不但雌激素减少，雄激素也减少，不过卵巢的门细胞（hilar cells）及间质细胞（stromal cells）由于受到促性腺激素中的黄体生成素（luteinizing hormone, LH）升高的影响，从而产生雄激素，但还是只有原来生育期1/4的量，因此更年期后雄激素的分泌主要是以肾上腺为主。

原来，雄激素与血浆的球蛋白有亲和力，结合后变成非活性的，没有太多的作用。可是这种球蛋白由雌激素刺激才能在肝脏合成，停经后雌激素骤然减少，球蛋白也相对减少。因此，即便是雄激素分泌在停经后略减，但是却活跃起来。这也解释了为什么停经后妇女偶尔会有女性特征消失，反而出现多毛、声音低沉等男性特征的原因。

另外，雌激素也能够从雄激素转化而来，后者大部分是雄烯二酮，小部分是睾酮。这个转化过程称为芳香化作用（aromatization）。原来主要由肾上腺分泌的雄烯二酮可以在肝、肾、脑、肌肉、脂肪以及肾上腺本身，经由存在于这些组织中的芳香酶（aromatase）的作用而转变成雌激素——雄烯二酮转化为 E_1，而睾酮则转化为 E_2，但主要的还是 E_1。因此纤瘦的妇女停经后，由于缺乏脂肪和肌肉，雌激素的浓度偏低，容易干瘦。相反的，略肥胖的停经妇女，经由芳香酶转化的 E_1 增加的结果，便耐看多了，圆圆润润的，比较不显老。

更年期的症状

简单地说，更年期的症状是因为卵巢功能减退，雌激素分泌减少而引起的。雌激素减少之后，脑部的下丘脑（hypothalamus）功能失调，促性腺激素增加，自主神经因此失去平衡，从而产生一连串的问题。研究者发现，更年期的妇女有 25% 无症状；75% 的人则有不同程度的症状：约 40% 较严重、18% 为中度、17% 为轻度。这一大群症状，我们归纳为两大类：一类是常见的，另一类是影响重要器官的。

常见症状

潮热（hot flashes），有的患者称之为燥热或发热，恐怕是最常见的症状。潮热多半发生在脸部、颈部和乳房的上半部，是血管舒缩不稳定的结果，具体表现为皮肤发热，并有短暂性的心跳加快，经常合并有盗汗，可影响睡眠。其发生据说与中枢神经系统里面的一种被称为内啡肽（endorphin）的蛋白质有关。后者与吗啡相似，能够让人觉得舒畅。雌激素减少之后，机体无法调节这种物质，恐怕是造成血管舒缩不稳定的直接原因。

研究者还发现，停经后补充女性荷尔蒙会增加内啡肽的产量，使症状消退。此外，它与酒精依赖、药瘾很类似，突然停用时，症状会更严重。手术切除两侧卵巢的妇女，潮热最为明显，便是一例证。此外，内啡肽也间接影响下丘脑垂体促性腺激素的释出，并使黄体生成素增高，引起潮热。但相较之下，后者的影响较弱。

性欲减退则是常见但却不常听说的问题。原来雌激素减少造成阴道折皱扁平，上皮萎缩，无法分泌润滑的液体，造成阴道干燥。因此还容易造成创伤以及细菌生长，使阴道瘙痒引起阴道炎。由于上皮萎缩，阴道口失去弹性、变得狭窄，性交因此更加不快，久之性欲自然减退。此外，由于雄性激素相对之下活力增强的结果，有些女性声音变低沉，脸上还长毛，爱美或喜欢唱歌的女性更觉困扰。同样的理由，女性荷尔蒙不足时，支持女性骨盆底的软组织，包括肌肉、肌腱和弹性纤维等也开始萎缩，支持力逐年下降，终致子宫、大肠和膀胱的下垂，引起下腹胀痛、小便频繁和便秘等症状。

影响重要器官所产生的症状

人体中的雌激素受体多达300多种，真的是无远弗届。雌激素减少，除了产生常见的症状之外，还影响到重要的器官，如骨、心脏和脑神经等。因此，其重要性实已毋庸置疑。

★骨质疏松

骨细胞需要荷尔蒙的滋养才能维持正常的代谢。当荷尔蒙不足时，调制骨质重吸收的因子IL-6失控，成骨细胞减量，破骨细胞增长，代谢失去平衡，骨质流失速度加剧，结果使骨本消耗殆尽。开始时是骨质疏松症（osteoporosis），最后甚至会发生骨折。

停经后的妇女10%～25%都有骨质疏松症，其发生骨质疏松的概率是男性的7倍，发生骨折的概率则是男性的3倍。65岁以上女性约25%有脊椎骨折。90岁的女性发生髋骨骨折的机会是30%，其中20%的人在骨折发生后3个月内死亡。

在美国，每年约有百万以上的骨折病例，其中髋骨骨折就有350,000人，其中停经妇女占75%，约有250,000人。在台湾地区，停经后妇女患骨质疏松者约有200,000人，其中约有30,000人（15.6%）曾发生骨折。骨质疏松的临床表现开始时是腰酸背痛，人越缩越短，到最后就会行动不便。髋部骨折尤为严重，有20%患者在3个月内死亡，50%的生活需要依赖他人的帮助。

雌激素补充治疗可将因骨质疏松而发生骨折的风险降低70%。

★ **心血管疾病**

心血管疾病一直高居欧美死亡原因的首位。在台湾地区死亡原因的排行榜上，心血管疾病则与癌症在伯仲之间，历年都是此起彼落，不是第一就是第二。50岁以上的妇女大约有50%的死亡原因是心血管疾病。

停经妇女用不用荷尔蒙，分别有多大概率死于心肌梗死的分析报道有太多了。《美国妇产科杂志》（*American Journal of Obstetrics & Gynecology*）上就有这样一篇：美国加州地区1989年调查了一个退休人群居住的小区的8,882人，其中用荷尔蒙的有4,962人。经过6年的随访，死亡的1,005人中，用荷尔蒙的有442人，不用的有563人。用荷尔蒙者死亡率比较低，且差异有统计学意义（$P=0.0005$）。死亡者中149人死于心肌梗死，用荷尔蒙的有55人，不用的有94人，前者是后者的0.59倍，差异有统计学意义（$P=0.002$）。

《新英格兰医学杂志》（*New England Journal of Medicine*）1996年报道了一项对于59,337名妇女随访16年的结果，发现有一半妇女的死亡原因是心血管疾病。其中，接受荷尔蒙补充治疗的妇女发生心肌梗死和脑卒中（脑中风）的相对风险约为0.6——相当于不用荷尔蒙者的60%。在停用荷尔蒙3年后，这个保护作用即告消失。单独使用雌激素与合并使用雌激素加黄体素结果没有差别。

女性荷尔蒙可以抑制肝脂酶（hepatic lipase）的活性，影响血脂的代谢及合成，而造成好的、有益于心血管的胆固醇［又称高密度脂蛋白胆固醇（high density cholesterol，HDL-C）］浓度的上升，以及不好的胆固醇［或称低密度脂蛋白胆固醇（LDL-C）］浓度的下降，维持血管的弹性，免于硬化。同时，荷尔蒙还可以直接作用于心血管壁，使血管扩张、血流增加，从而不易发生血管阻塞。

大体来看，雌激素补充治疗大约可以减少一半心血管疾病的发生。而对于曾发生心血管病的人，雌激素的补充治疗可以降低 80% 再发作的风险。

★ 老年痴呆

痴呆（dementia）是智力衰退的结果，发病的年龄在人群中差别很大。发生在 30 岁左右的最少，年老的人最多，其中尤以阿尔兹海默病（Alzheimer's disease）最为常见。由于发生在 65 岁以上的人最多，因此阿尔兹海默病经常被与老年痴呆混为一谈。

台湾地区 65 岁以上的人 2%～4% 患有这种疾病，而女性是男性的两倍。它是一种可能跟基因有关的遗传性疾病，但成因尚不完全清楚。主要是脑部细胞退化，思考和行为能力逐渐丧失，干扰了日常的生活。奇怪的是，多半患者记得年代久远的历史，却无法想起刚才发生的事情。同时，由于学习能力日渐衰退，而且自己又不知道，因此患者多半还有忧郁、易怒和妄想等精神症状，因此它对生活质量的影响不低于心血管疾病和癌症。

原来成人的中枢神经系统中有许多神经原都具有雌激素受体。因此，雌激素能影响到神经的传导。雌激素缺乏，神经不来电，脑细胞不常用，日久便会萎缩，智力便会衰退。目前初步认为，女性荷尔蒙能够促进脑神经细胞的生长，增加脑部血液的流量，具有保护的作用，同时还能提升葡萄糖的利用率，而葡萄糖是脑神经能量的主要来源。

据粗略估计，用雌激素可降低约 29% 老年痴呆症的发生，但这一结论仍需进一步的观察证实。

什么时候应该开始用荷尔蒙？

开始使用荷尔蒙的时间在临床上主要应以女性的感觉为主。举例说，到了更年期的妇女，只要有更年期的症状，影响了工作，干扰了生活，就应该用荷尔蒙，可以不管验血的结果。换句话说，有了潮热或阴道分泌不够等症状，即使验血的结果、女性荷尔蒙和脑垂体的促性腺激素都未达停经的标准，仍然可以使用。相反，有些人根本没有什么感觉，也没有什么症状，但是验血的结果却符合停经的诊断，也应该用荷尔蒙。我们的观点是预防胜于治疗。总不能等到骨质疏松发生了，心血管疾病也已出现了，再来补充荷尔蒙。真是这样的话，恐怕就事倍功半了。

有子宫肌瘤的妇女，即使临床上并无明显的诸如贫血等的症状，到了更年期也应该补充荷尔蒙。因为补充的雌激素经过吸收，比起妇女生育期由卵巢产生的量还是少太多，因此不但不会使肌瘤增加或变大，相反还会使肌瘤逐渐萎缩。

由于妇科疾病在更年期之前就切除了子宫的患者，必须定期做抽血检查，看看是不是已经到了更年期。有时更年期症状（诸如潮热等）并不一定很典型，而是一些乱七八糟、一时一个样、说不上来的不舒服。这类妇女可能会因为一点小事就和家人争执，在工作时也常会烦躁不安，影响工作的质量和效率。找医生检查并验血，如果确定到了更年期，服用荷尔蒙就会有帮助。其次，外阴部的脂肪减少、阴道干燥，也都能协助诊断。自己警觉一些，应该可注意到。

至于一些棘手的问题，例如严重的失眠、情绪低落等，除服用荷尔蒙外，恐怕还需要心理的辅导。

参 考 文 献

1. Cauley J A, Seeley D G, Ensrud K, et al. Estrogen replacement therapy and fractures in older women[J]. Annals of internal medicine, 1995, 122(1): 9−16.

2. Johnson S R. Menopause and hormone replacement therapy[J]. Medical clinics of north America, 1998, 82(2): 297−320.

3. Ross R K, Paganini−Hill A, Mack T M, et al. Cardiovascular benefits of estrogen replacement therapy[J]. American journal of obstetrics and gynecology, 1989, 160(5 Pt 2): 1301−1306.

4. Grodstein F, Stampfer M J, Manson J A, et al. Postmenopausal estrogen and progestin use and the risk of cardiovascular disease[J]. New England journal of medicine, 1996, 335(7): 453−461.

5. Yaffe K, Sawaya G, Lieberburg I, et al. Estrogen therapy in postmenopausal women: effects on cognitive function and dementia[J]. JAMA, 1998, 279(9): 688−695.

第二章

用荷尔蒙会长癌吗？

由于媒体经常报道，这些年来更年期妇女使用荷尔蒙的比例越来越高。大约从 30 年前的 10％提高到现在的 30％。可是她们心中始终有些疑虑："我用了之后究竟会不会长癌？"

1999 年 5 月 10—12 日在匈牙利首都布达佩斯召开的第十一届世界妇科癌症医学会有一个专题，讨论荷尔蒙与癌症之间的关系和相互作用，讨论的结果是依据 15 年以上的长期观察，荷尔蒙若使用得当，将不会引发癌症，但在使用前应该先做一般的检查，并由医生根据检查的结果，在评估后建议更年期妇女使用适当剂量的荷尔蒙。以下就根据最新的资料，将服用荷尔蒙对于各种癌症的影响做一系列深入的分析。

乳腺癌

有一天，一位 50 多岁的患者愁眉苦脸地来问我："过去三个月我吃了荷尔蒙后，精神很好。可是听朋友说，吃荷尔蒙会得乳腺癌，我又停服了，怎么办？"

一位 45 岁的女性，一侧的乳房因为癌症才切除，接着依医生建议服用预防复发的抗癌药——他莫昔芬（tamoxifen），感觉阴道太干，无法进行性生活，问我能不能服用荷尔蒙？

对于上面两个问题，答案都是：可以服用。

乳房跟子宫一样，都是依赖于荷尔蒙的性器官。因此，停经女性用荷尔蒙补充治疗，会不会得乳腺癌？患过乳腺癌的患者，有了停经后的症状，能不能用荷尔蒙？这两个问题一直都是大家很关心的。

乳腺癌的发生率和死亡率

一般而言，白种人比黑种人和黄种人更容易得乳腺癌。乳腺癌的发生率在欧美发达国家一直名列女性癌症的首位，大约每十万人口中就有 50～100 人。每年大约占所有新的癌症患者中的 28％。以此推算，这些国家的白种人妇女，在其一生之中，大约每 9 个人中便会有 1 人得乳腺癌，非常可怕。

细一点分析，在美国，1992 年的癌症新患者共有 189,000 人，其中乳腺癌占 31.9％，其次为大肠癌 13.6％，肺癌 11.7％，子宫癌 5.7％，卵巢癌 3.7％。1995 年，患癌人数增加至 242,000 人，乳腺癌占 42％。在英国，1992 年癌症新患者中，女性有 25,000 人。其中乳腺癌最多，占 18％；卵巢癌第二，占 3.5％；宫颈癌第三，占 3.0％；子宫癌第四，占 2.5％。乳腺癌在英美西方国家的好发年龄在 55～60 岁，都在停经之后。

乳腺癌死亡率

乳腺癌的死亡率，在英美一般是每十万人有 5.8～28.4 人。美国每年因乳腺癌而死亡的人数达 46,000 人，英国也有 15,000 人，大约占乳腺癌患者的 25％～50％。当然，死亡率或存活率都跟病灶的大小和年龄有关。局部的乳腺癌 5 年存活率已由 1940 年的 78％进步到今天的 91％，这主要归功于早期的发现。目前早期的诊断可达 60％。有局部转移者的存活率则下降至 69％；有远程转移者就仅有 18％。

年龄方面，乳腺癌好发于停经后的妇女，少数也发生在年轻人。根据对癌症的监测、流行病学和结局（Surveillance, Epidemiology, and End Results, SEER）的调查，在 77,368 例患者中，发生在 20 岁的白种妇女，有 26％在诊断后 5 年内死亡；30 岁却只有 20％；40 岁更下降为 15％。提示年轻患者的乳腺癌恶性程度更高，进展更快。

台湾地区的例子

在台湾地区威胁妇女生命的疾病中，乳腺癌一直占有一席之地。在十大癌症中，仅次于肺、肝和大肠等的癌症，居第四位。目前，不论是发生率或死亡率，都还在持续增加中，令人担忧。根据台湾卫生署的统计，乳腺癌的发生率，每十万人口在 1990 年是 1422 人（14.5％）、1993 年是 1975 人（19.5％）、1995 年是 2416 人（24.3％），好发年龄为 40～45 岁，与其他地区相比有年轻化的趋势。死亡率也相对地逐渐攀升。每十万人口由 1993 年的 772 人（7.65％）到 1997 年的 1073 人（10.2％）。早期诊断的概率则仅有 20％，提示绝大多数患者在确诊时都已经是晚期，并且有了转移的现象，预后当然不好，值得深思。

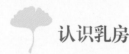

认识乳房

简单地说，乳房是由腺体和导管组织所组成的，是一个分泌器官，直接受到荷尔蒙的影响。初潮时，乳腺开始发育，至成熟时完全发育，停经后逐渐萎缩。

在解剖上，乳房可分为三层：皮肤、皮下组织和乳房组织。乳房皮肤细薄并包含毛囊和皮下腺。乳房中间的乳头，除含有皮下腺外，更含有丰富的神经感觉细胞,唯无毛囊。皮下组织则含有脂肪、结缔组织、血管、神经和淋巴。乳房组织可分成实质和间质部分。间质含有皮下组织的内容;实质则由乳腺大叶组成,呈放射状汇集于乳头。每个乳房有 15 ~ 20 个大叶,大叶约由 20 个小叶所组成。而每一小叶则是由 100 个不到的气泡或小分泌单位所组成的,里面有许多小的泌乳管,汇成大的引流管通到乳头。大叶之间便是纤维间隔。乳房侧面简图如下所示。

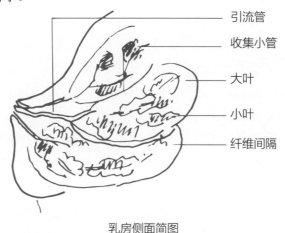

引流管

收集小管

大叶

小叶

纤维间隔

乳房侧面简图

用荷尔蒙会长乳腺癌吗?

荷尔蒙可能引起乳腺癌的问题被争论了几十年。有关荷尔蒙、口服避孕药与乳腺癌的文章一大堆,但似乎仍未得出定论。

在老鼠试验中,雌激素是引发肿瘤生长所需的荷尔蒙。因为有了它,才能引起一连串的反应,包括细胞脱氧核糖核酸(DNA)合成所需要的酶、生长所需的蛋白质以及表达肿瘤指标,例如黄体素受体等。人体许多器官和组织细胞的细胞质中都含有特异性的蛋白质,称为受体（receptor）。其中能够与荷尔蒙结合的称为荷尔蒙受体，与雌激素或黄体素结合的分别称为雌激素受体（estrogen receptor，ER）或黄体素受体（progesterone receptor，PR）。

ER临床上使用最多，很自然地就变成一个试验的模式。血浆里的细胞也有这种特性。跟雌激素结合后，经由这种活化作用，雌激素便由细胞浆进入细胞核，再进入染色体，便将雌激素的作用表现出来了。

在动物试验中，将带有雌激素受体的细胞株用雌激素刺激，并没有直接发现对荷尔蒙有感应的肿瘤细胞会发生扩散或恶化的现象（在实验室里，让动物细胞活下去的技术被称为细胞培养；经过培养的细胞若能不断地增殖，在体外生长下去，则称为细胞株）。

假如雌激素跟乳腺癌的转移有关系，从最常见转移的腋下淋巴，应该看得到丰富的感应细胞。目前，临床上却无法证明腋下淋巴和原发乳腺癌的地方，对雌激素敏感细胞的数目有何不同。此外，愈是晚期的癌症或肿瘤直径特别大的，感应细胞越少；相反，早期乳腺癌的感应细胞则特别多，预后也特别好。因此，从这些事实，我们认为雌激素的影响是有限的。倒是因为停经后使用女性荷尔蒙的人愈来愈多，在使用之前又都会做乳房检查或乳腺X线摄影（mammography），因此早期发现癌症的概率会明显增加，治疗的效果也明显改善了。

据《新英格兰医学杂志》报道，美国高迪士（Colditz）与护士健康研究（NHS）合作，在1978—1992年调查了725,550人，发现1935位患有乳腺癌。从中分析比较服用与不用荷尔蒙得乳腺癌的风险性。结果发现，单独用雌激素者是不用者的1.32倍；合并雌激素和黄体素是1.41倍；单独用黄体素是2.24倍。但是在这四组中：未用荷尔蒙、单独用雌激素和合并使用雌激素和黄体素者在统计学上均无差别，提示荷尔蒙会增加乳腺癌的发生率，但差异无统计学意义，其中单独用雌激素的风险最小。第四组单独使用黄体素，不但不会减低，反而会增加乳腺癌的发生率，差异有统计学意义。临床上，简单地说，统计学所用的T检验，P值小于0.05提示有统计学意义，大于0.05则提示无统计学意义。

美国南加州大学在 2000 年 2 月的《美国国立癌症研究所杂志》（*Journal of the National Cancer Institute*）上，发表了对三组女性观察了 5 年的结果。这三组妇女的年龄都在 55 ～ 72 岁，其他条件也相似，包括均有子宫。第一组不用荷尔蒙，873 人；第二组单用雌激素，742 人；第三组混合使用雌激素和黄体素，425 人（周期型 320 人，连续型 105 人）。结果是单独使用雌激素发生乳腺癌者是不用荷尔蒙组的 1.06 倍（*P*=0.18），差异无统计学意义。混合使用雌激素发生乳腺癌者是不用荷尔蒙组的 1.24 倍（*P*=0.05），差异有统计学意义。其中周期型和连续型分别是不用荷尔蒙的 1.38 倍和 1.09 倍，前者差异有统计学意义（*P*=0.0015），后者差异无统计学意义（*P*=0.44）。这个结果虽然大同小异，但有趣的是，黄体素被再次发现会增加乳腺癌的发生率，更有趣的是，连续用药比周期用药安全性高。

口服避孕药会致癌吗?

此外，常用的荷尔蒙——口服避孕药会不会致癌也是大家所关心的问题。美国南卡罗来纳大学克里斯门（Creasman）教授（1980—1989 年）从 27 个研究中心的报道中，对用口服避孕药的 3000 人和不用的 2600 人做了比较。年龄小于 45 岁的人服用口服避孕药患乳腺癌的风险是不用者的 1.16 倍；未怀过孕的人用避孕药的风险是不用者的 1.21 倍；连续服用超过 8 年的人是不用者的 1.27 倍。从表面上看，似乎口服避孕药会略微增加乳腺癌的发生率，但上述差异无统计学意义。因此，历年来有定期追踪的机构，像美国食品药品监督管理局（FDA）、美国妇产科医师学会（ACOG）、世界卫生组织（WHO）等，并未建议改变口服避孕药单上的说明，更没有要求写上避孕药会致癌的警语。

接受荷尔蒙治疗的妇女患乳腺癌后存活率较高

一项由美国国立卫生研究院（NIH）史卡莉（Catherine Schairer）教授所领导的大型筛检分析了2,614位停经后的乳腺癌妇女的存活率，在1999年提出了报告。其中76.4%的患者曾补充荷尔蒙，也曾定期做乳房筛检；14.4%未用荷尔蒙，但有定期做乳房筛检；其余9.5%则虽用荷尔蒙，却未做定期的筛检。从诊断为乳腺癌开始，平均追踪14.1年（1～21.3年），死亡人数为978人。因乳腺癌而死亡的有486人，占18.6%（486/2614）。

这项研究的结论是，在诊断为乳腺癌时，使用荷尔蒙的妇女与其他两组（包括未用荷尔蒙和有用荷尔蒙、但没有定期做乳房筛检）的妇女相比，存活率最高。上述差异有统计学意义。主要原因是，使用荷尔蒙的妇女，多数的乳腺癌分期都是零期（又称原位癌）。这点恐怕是定期筛检、早期发现的功劳，但并不能排除是因为荷尔蒙对癌细胞的生物活力有影响，因此造成其恶性程度比较低。

已经患了乳腺癌还能用荷尔蒙吗？

患乳腺癌的女性有了停经后的症状，长久以来医生都不建议用荷尔蒙补充治疗，一直等到几百篇文献出炉之后，这个观念才被重新地评估。1997年，美国加州大学狄塞亚（P.J. DiSaia）教授将270位曾患乳腺癌的患者分为两组。一组使用荷尔蒙，有90人；对照组未使用荷尔蒙，有 180 人。

比较的结果是，使用荷尔蒙组乳腺癌的复发率是 7%，未使用荷尔蒙组的复发率则是 17%。狄塞亚教授在同时评估了其他已发表的文献后，表达了个人的意见，即支持使用荷尔蒙。也就是说，用荷尔蒙来治疗有停经症状的妇女，对已经治疗过的乳腺癌患者，并无不良的影响。

综合所有反对"不用雌激素治疗曾经患有乳腺癌的妇女"的理由，包括：

（1）怀孕所产生的荷尔蒙比没有怀孕而由卵巢分泌出来的荷尔蒙高出甚多，然而怀孕时合并有乳腺癌并不影响乳腺癌的预后，早期人工流产亦然。

（2）乳腺癌治疗以后才怀孕和生产，也都不影响乳腺癌的预后。

（3）在所有的乳腺癌组织中，雌激素受体不是消失就是减少，而且没有功能，因此无法与外来的雌激素结合起作用。

（4）预防性的卵巢切除对预后也无影响。

（5）40 岁以前患有乳腺癌，并已经治疗 10 年后，有了停经症状，不允用荷尔蒙更是毫无道理。

（6）多数的报告都肯定了荷尔蒙的好处：既可预防骨质疏松，还能减少心脏缺氧的发生。此外，也可以改善血液中高密度脂蛋白胆固醇的浓度，提升生活的质量。

 服用预防癌症复发的治疗药，能同时用荷尔蒙吗？

许多患者在切除乳腺癌、尤其是切除乳房和淋巴后，都发现有淋巴转移。临床上，尤其对于有雌激素受体的患者，普遍都会用简单的防癌药物——他莫昔芬。

他莫昔芬的服用方式通常是空腹，一天两次，每次一片，每片 10 mg，用药时间长达 2～5 年。由于他莫昔芬是雌激素的拮抗剂，作为一种氢基化的代谢产物（hydroxylated metabolites），能够与带有雌激素受体的乳房组织结合，阻碍基因的活化，因此能抑制正常和恶性乳房组织的增殖。

另外，由于此药有抗脂质过氧化（lipid peroxidation）的作用，有了它，雄激素（androgen）便不会经由脂肪转变成为女性荷尔蒙。因此，该药对于没有雌激素受体的乳腺癌患者仍然有保护作用。不过到目前为止，此药的真正作用机制仍未完全明了。

临床上，有女性荷尔蒙受体的乳腺癌患者在用了此药之后，无论年轻或年长，都明显地延长了无病生存期（治疗后到再复发前的那一段没有病的时间，又称缓解期或无病期），同时可以减少同侧乳腺癌复发率 50%，对侧复发率 40%。

《新英格兰医学杂志》在 1989 年，也认同这种看法，肯定这个药可以减少有雌激素受体、没有淋巴转移的乳腺癌患者，对侧乳房复发的风险，减少的程度在 30%～50%。至于没有雌激素受体而有淋巴转移的乳腺癌患者，是否应该用此药，却没有定论。

1992 年，一位研究者从众多的跨国合作研究中随机抽样了 133 个，共 75,000 位乳腺癌妇女来进行比较，其中复发者有 31,000 人，死亡者有 24,000 人。经过 10 年的观察发现，使用他莫昔芬的乳腺癌患者（无淋巴转移但受体阳性），对侧乳房转移的病例较少，多数用此药作为手术后的辅助性治疗，都只需要 1～2 年。近年来也有医学中心用到 5 年的。但超过 5 年的用法却没有更好的结果，因此大家都不用。

这种药有它的好处，也有缺点。最重要的是服用超过 2 年之后，子宫癌的发生率是不服用这种药的 2 ～ 6 倍。这种风险性与用药时间长短有关，但与用药的剂量无关。最大型的研究由美国国立乳房及大肠外科辅助计划（National Surgical Adjuvant Breast and Bowel Project）在 1994 年执行。报告中指出，服用此药的患者，大约 1/3 会有子宫内膜的改变，诸如内膜增生肥厚以及息肉等。只是若发生子宫癌，癌细胞的分化和预后与不服用此药的患者一样。

另一种预防乳腺癌复发的药物雷洛昔芬（raloxifene），正在测试中。据说对子宫、乳房等传统上认为依赖于雌激素的器官具有抗雌激素功能，因此不会增加子宫内膜的增生率，且对骨骼及肝脏有良好的类似雌激素的作用。除抑制破骨细胞外，可减少肝脏合成脂蛋白，降低坏的胆固醇。据目前所知，每日服 60 mg，两年内坏的胆固醇可平均下降 10%，骨质密度可增加 2%。经近万名停经妇女，追踪三年比较，其发生乳腺癌的概率比未服用者少了 40%，有预防乳腺癌的效果。

世界卫生组织在 1996 年公布了由 8 个国家的 17 位科学家讨论的结果：他莫昔芬也是人类的致癌药物，会增加子宫癌的发生，但不会增加其他癌症的发生概率。这更说明乳腺癌妇女服用此药的好处远大于可能发生子宫癌的坏处。因此，服用他莫昔芬的乳腺癌妇女不应该随意停药。

至于服用他莫昔芬的停经妇女，能不能够用荷尔蒙补充治疗？美国妇产科医师学会（ACOG）1994 年提出的建议是：停经后的乳腺癌妇女使用女性荷尔蒙并不会增加乳腺癌的复发率。

原来过去未停经妇女，患了乳腺癌，除治疗乳腺癌外，医生还都会建议切除两侧的卵巢。主要是去除掉由卵巢产生的雌激素。之后，经过随机以及前瞻式的探讨发现，拿不拿掉卵巢并不会影响患者的存活率。

1995 年，《停经》（Menopause）杂志曾报道，一项大型的研究经过长期观察后，得到如下的结论：乳腺癌妇女随机服用他莫昔芬或雌激素，乳腺癌的复发率是相同的，因此认为可以用雌激素。选择他莫昔芬只不过是因为它的副作用比较小。

结 论

◆英美国家，乳腺癌的好发年龄（高峰期）是在停经之后、55～60岁。台湾地区的好发年龄则小了许多，在40～45岁。

◆从乳腺癌发病到生命的终了，有三四十年要过。尤其是在停经或者有了停经后的症状后，亟须进行荷尔蒙补充治疗。

◆到目前为止，绝大多数的研究均指出，即便荷尔蒙会增加乳腺癌的发生率，其影响也是微乎其微的，但是荷尔蒙的好处，尤其是对心脏和骨质的影响，实在是太重要了。

◆既然医界已肯定荷尔蒙治疗不会缩短这些癌症患者的无病期，又没有临床研究能够反对这些人用荷尔蒙，实在不应该抹杀荷尔蒙可能带来的好处。

参考文献

1. Dickson R B, Lippman M E. Growth factors in breast cancer[J]. Endocrine reviews, 1995, 16(5): 559−589.

2. Schairer C, Gail M, Byrne C, et al. Estrogen replacement therapy and breast cancer survival in a large screening study[J]. Journal of the national cancer institute, 1999, 91(3): 264−270.

3. Colditz G A, Hankinson S E, Hunter D J, et al. The use of estrogens and progestins and the risk of breast cancer in postmenopausal women[J]. New England journal of medicine, 1995, 332(24): 1589−1593.

4. Fisher B, Costantino J, Redmond C, et al. A randomized clinical trial evaluating tamoxifen in the treatment of patients with node−negative breast cancer who have estrogen−receptor−positive tumors[J]. New England journal of medicine, 1989, 320(8): 479−484.

5. Fisher B, Costantino J P, Redmond C K, et al. Endometrial cancer in tamoxifen−treated breast cancer patients: findings from the National Surgical Adjuvant Breast and Bowel Project (NSABP) B−14[J]. JNCI: Journal of the national cancer institute, 1994, 86(7): 527−537.

6. Neven P, De Muylder X, Van Belle Y, et al. Tamoxifen and the uterus[J]. British medical journal, 1994, 309(6965):1313-1314.

7. Cohen I, Rosen D J, Shapira J, et al. Endometrial changes in postmenopausal women treated with tamoxifen for breast cancer[J]. BJOG: An international journal of obstetrics & gynaecology, 1993, 100(6): 567-570.

8. Eden J A, Bush T, Nand S, et al. A case-control study of combined continuous estrogen—progestin replacement therapy among women with a personal history of breast cancer[J]. Menopause, 1995, 2(2): 67-72.

9. Ross R K, Paganini-Hill A, Wan P C, et al. Effect of hormone replacement therapy on breast cancer risk: estrogen versus estrogen plus progestin[J]. Journal of the national cancer institute, 2000, 92(4): 328-332.

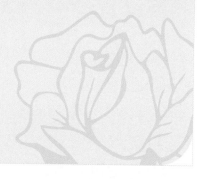

子宫癌

　　一位 60 岁，患糖尿病、高血压的肥胖妇女，刚接受荷尔蒙补充治疗一个月。因为用药期间出现阴道出血,医生检查后告诉她得了子宫癌。她问医生，是不是是荷尔蒙所造成的?

　　另一位在 76 岁时得了子宫癌的妇女告诉医生，她在 50 岁以前就停经了，60 岁开始用雌激素，每天服用 1 粒结合雌激素（premarin, 0.3 mg），一个月吃 21 天。每年也都有定期的检查，最近阴道有些出血，医生做了切片检查之后告诉她，她得了子宫癌。她问医生，她的癌症是不是荷尔蒙引起的? 手术切除子宫之后，能不能继续用荷尔蒙?

　　答案是停经后是子宫癌的好发阶段。糖尿病、高血压、肥胖者尤其是发生子宫癌的高危人群，这些问题才是关键。用荷尔蒙一个月时间太短，不应该与子宫癌的发生有关，而应当是一种巧合。只不过是因用药期间出血引起注意，便被提早诊断出来了。至于因子宫癌而切除了子宫，如果再经过筛检，癌症没有转移的现象，可以继续用荷尔蒙。鉴于此时已经没有了子宫，可以单独使用雌激素。

　　近年来，美国子宫癌的发生率是 40 年前的 1.5 倍，每年死亡数字也由每年约 4,000 人升高到 6,000 人。由于 20 世纪 70 年代正是荷尔蒙开始盛行的年代，无法不让人不想到是荷尔蒙闯的祸。可是，在同一时期里，北欧的挪威、东欧的捷克，很少甚至几乎没有妇女用荷尔蒙，子宫癌的发生率却也增加了 50%～60%，因此医学界又有了另外的看法。

　　由于子宫是依赖荷尔蒙的器官，子宫癌又最常发生在 50～60 岁，也就是更年期和停经这个阶段，使用荷尔蒙的妇女当然特别关心。下面就从荷尔蒙的使用年代说起，让大家了解当年使用荷尔蒙的盛况，明白长年追踪使用荷尔蒙的结果，知晓荷尔蒙由盛而衰、之后重获青睐的历史，以及更重要的是，知道最近科学界的看法。

恐癌心理打败不老梦幻

　　原来在 1970 年初，恐癌症发生以前，雌激素被主要用来治疗停经期所发生的症状，被视作停经妇女恢复青春的泉源。可是，美国、丹麦、捷克以及若干地方性的癌症登记中心，在这个时候却发现子宫癌在明显地增加中。同时《新英格兰医学杂志》刊载的两篇文章推波助澜，让妇女长生不老的梦幻一下子湮灭了。

上述两篇文章指出，停经妇女单独使用雌激素的荷尔蒙补充治疗的结果，是发生子宫癌的风险性上升为不用者的 4.5 ~ 7.6 倍。这个风险性随着使用雌激素的时间而增加，却因年龄的增长而减小。

长期观察的结果表明，在单独使用雌激素治疗六年之后，这些女性的子宫癌发生率与一般不使用的人一样。但是，从此以后，雌激素与子宫癌一词便连在一起。再加上在这个时候《诊所必读》（*Physician's Desk Reference*）一书也指出，有过子宫癌的妇女不应该用荷尔蒙补充治疗，更让大众对荷尔蒙唯恐避之不及。

与此同时，美国国家癌症研究所（National Cancer Institute）却因为缺乏"使用雌激素补充治疗会增加子宫癌的发生率"的数据，不支持这种看法。也有其他学者认为，如果子宫癌是服用雌激素的结果，那么在一些不用雌激素补充治疗的国家，子宫癌的患者数量同样地也在增加中，便无法解释了。

虽然有两极的看法，恐癌心理还是让雌激素的使用人数自此一落千丈。

由于学者们的意见不一，继续钻研的结果，便是发现雌激素补充治疗除了能够消除停经后的症状，恢复活力外，还能防止骨质疏松和心肌梗死。学者们有了这个发现之后，便进一步探讨它们究竟是如何发生的。

荷尔蒙与骨质疏松、心脏病的关系

原来，子宫内膜是子宫腔内的一层排满了长方形上皮细胞（称为黏膜细胞）的组织，包含有丰富的腺体。这些细胞和腺体都含有荷尔蒙受体。

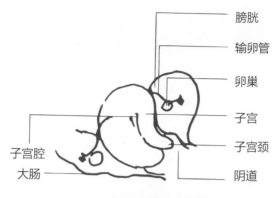

膀胱
输卵管
卵巢
子宫
子宫颈
阴道
子宫腔
大肠

子宫、膀胱和直肠的侧面图

女性荷尔蒙有两大类——雌激素和黄体素。在月经周期中，由卵巢产生的雌激素和黄体素都会进入子宫内膜细胞，先与细胞质受体结合，活化之后再进入细胞核，与染色体结合，开始传递讯息，在子宫内膜中发挥作用。因此，从月经到排卵之前，在雌激素的刺激下，受体的数目也会增加，子宫内膜增生；排卵后到下一次月经前，受到雌激素和黄体素的刺激，受体数目减少。这主要是由于黄体素能够抑制受体的合成，也因此，子宫内膜在这个时候由于雌激素量的减少而相对变薄。因此，长期接受混合型，即两种女性荷尔蒙的补充治疗后，子宫内膜都会萎缩。

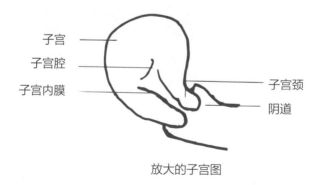

子宫
子宫腔
子宫内膜
子宫颈
阴道

放大的子宫图

此外，黄体素因为减少受体的数目，也直接影响了成骨细胞。当雌激素缺乏时，成骨细胞更加减少，骨质的量减少而缺乏再生，便会发生骨质疏松。当骨质含量减少到某个程度时，骨骼结构就变得很脆弱，容易发生骨折。

雌激素保护心脏是多种因素共同作用的结果。雌激素除了能降低血中总胆固醇和低密度脂蛋白胆固醇之外，还能提升高密度脂蛋白胆固醇。直接作用在血管壁上，减少血中脂肪蛋白的堆积，维持血液的流动，免于发生动脉硬化，从而减少脑中风和心肌梗塞。

除此之外，女性荷尔蒙还能调节神经，保护组织不受损伤，并维持正常的心率。

服用雌激素者若发生子宫癌存活率较高

研究结果同时也发现，服用雌激素的停经妇女，一旦发生子宫癌，其寿命与从未用雌激素的人相比不仅不低，甚至更长。原因是服用雌激素者若发生子宫癌，癌细胞的恶性程度都比较低，而且深入侵犯子宫肌层的机会不多，也就是病变比较表浅，因此死亡率很低。

另外，使用荷尔蒙的妇女，通常会做定期的检查，更有机会早期发现癌症，治疗的结果也更好。

有趣的是，同一批学者，在20世纪70年代曾认为雌激素会引发子宫癌，不主张使用，到了20世纪80年代，却都改变了他们原先的看法，同意雌激素补充治疗确实有预防骨质疏松和心肌梗死等疾病的好处。由于骨质疏松和心肌梗死风险性更高，因此主张妇女在停经后用雌激素补充治疗。

合并使用黄体素可减少子宫癌的发生

　　黄体素有保护子宫内膜的作用。若能在服用雌激素的同时追加黄体素，可以减少一半的子宫癌的发生，但是黄体素却会使子宫出血。虽然有不同的混合剂可以防止出血，但是长期服用黄体素还是会带来阴道萎缩和性欲缺乏等问题，也应一并考虑。

　　此外，前述学者也发现，《诊所必读》一书虽然列举了 41 项参考文献，不过都是 1976 年以前发表的，显然已过时。此外，他们对于下面的一项研究认为有统计学上的差别，显示雌激素有预防复发的功能。研究对象是曾经患子宫癌，已经手术过的患者。有一组（47 人）接受了雌激素补充治疗，1 人复发，占 2.2%；另一组（174 人）未行雌激素补充治疗，26 人复发，占 14.9%。

20 世纪 90 年代更加肯定荷尔蒙补充疗法

　　瑞典的伯森（Persson）等人在 1989 年发表了他们对 23,000 位妇女平均观察 5.7 年所得出的结果：单独用雌激素的妇女发生子宫癌是不用者的 1.8 倍。单独用不同的雌激素也有不同的风险度，雌二醇（estradiol）是 2.1 倍；合成雌激素（conjugated estrogen）则只有 0.9～1.7 倍。而在每月用雌激素的最后 10 天，加上黄体素，风险度是 0.9，提示不会增加发生子宫癌的风险。

　　丹麦亦有类似的报告。单独使用雌激素者，患子宫癌的风险是不使用荷尔蒙的人的 1.4 倍。

美国妇产科医师协会（American College of Obstetricians and Gynecologists）在 1990 年成立了一个小组，专门讨论雌激素能否用于曾经患过子宫癌的女性，结果有了一个明确的建议：得过子宫癌的患者，经过筛检评估了风险之后，只要患者需要而且乐意，应该像其他妇女一样用雌激素补充治疗。

法国在 1996 年也有一个联合研究报告，对几个医学中心的 1,482 位停经妇女提供雌激素和黄体素的荷尔蒙补充治疗。其中 734 位追踪了 3 年。雌激素是一个月用 24 天，黄体素（progesterene）则在最后的 10 ～ 12 天加上去，每天服用 20 mg。仅有一位患者在用荷尔蒙之后的第 4 个月发现有子宫癌，但切除的子宫标本却没有癌症，提示是非常之早期。可能癌症很表浅，在进行诊断性刮宫时就将癌细胞刮走了。

其他发达国家的数个报告也有同样地发现，合并雌激素和黄体素的补充治疗不会增加子宫癌的风险。同时，长期合并使用的结果，是子宫内膜都会萎缩。

结　论

◆停经妇女应该用雌激素补充治疗。之前一直认为子宫癌与使用雌激素有关，现在认为用雌激素发生子宫癌的机会非常小。

◆用雌激素的妇女的死亡率与不用雌激素者相比会减少许多，主要原因是不用雌激素的妇女有很高的心脏病和骨折发生率，而两者都有高的死亡率。

◆用雌激素若发生子宫癌，由于癌细胞分化都很好，侵犯比较表浅，转移的机会也很少，因此患者死亡率很低。

◆黄体素与雌激素合并使用更能减少子宫癌发生。不过黄体素会产生使阴道萎缩的副作用，阴道分泌因此减少，须视个别情况加以考虑。

◆雌激素用在已经治疗好的子宫癌的患者身上，不但有改善停经症状的好处，癌症的复发率也明显减少，因此但用无妨。

参考文献

1. Nachtigall L E, Nachtigall R H, Nachtigall R D, et al. Estrogen replacement therapy II: a prospective study in the relationship to carcinoma and cardiovascular and metabolic problems[J]. Obstetrics and gynecology, 1979, 54(1): 74-79.

2. Hammond C B, Jelovsek F R, Lee K L, et al. Effects of long-term estrogen replacement therapy: II. neoplasia[J]. American journal of obstetrics and gynecology, 1979, 133(5): 537-547.

3. Gambrell Jr R D. Prevention of endometrial cancer with progestogens[J]. Maturitas, 1986, 8(2): 159-168.

4. Baker D P. Estrogen-replacement therapy in patients with previous endometrial carcinoma[J]. Comprehensive therapy, 1990, 16(1): 28-35.

5. Persson I, Adami H O, Bergkvist L, et al. Risk of endometrial cancer after treatment with oestrogens alone or in conjunction with progestogens: results of a prospective study[J]. British medical journal, 1989, 298(6667): 147-151.

卵巢癌

一位 33 岁的女性由于早期卵巢癌（1a）切除了一侧的卵巢，现在刚开完刀不久，月经一直不正常，能不能用荷尔蒙？

另一位 48 岁的女性，已经接受了半年的荷尔蒙补充治疗。有一次在例行检查中被发现有了卵巢癌，还好是很早期的。在子宫和卵巢都被切除后，医生说开刀时肚子里都很干净，没有癌症。她问，我究竟要不要继续使用荷尔蒙？她的朋友们被她的病吓慌了，纷纷停止使用荷尔蒙。

　　早期卵巢癌 1a 提示只有一侧的卵巢有癌症，卵巢的表面没有癌细胞，也没有破裂，骨盆腔细胞检查也未发现癌细胞。这种情形，尤其是年纪较轻的妇女，切除一侧卵巢与做全子宫切除和两侧卵巢切除相比结果是一样好的。不过，无论是采用哪一种手术治疗，两者仍然有 10%～15% 的复发率。至于开完刀后月经不顺，则很可能是手术操作的结果，只是短暂的现象。只要另一侧卵巢还是正常的，应该很快便能自行恢复。必要时使用荷尔蒙——这种情形下多半是用黄体素——可以达到止血的目的。

　　荷尔蒙的使用与卵巢癌的发生无关，同时也不会增加卵巢癌的复发机会，因此，上面那位女性在癌症被处理之后仍可继续服用荷尔蒙。

卵巢癌的发生率

　　在过去的 50 年里，无论医界有多么的努力，仍然不清楚卵巢癌是如何发生的，也没有好的方法能够早期去发现它，因此各国的死亡率都高居不下。我们只知道，少于 10% 的卵巢癌有基因突变，提示有家族性的关联，而绝大部分卵巢癌，其发生原因都还是众说纷纭。所有的风险因素，包括不孕、环境以及饮食等，都缺少强有力的佐证。

　　在美国，1996 年有 26,700 名新患者，估计有 14,800 人死亡，约占 55.4%。在台湾地区，卵巢癌的发生率则远较宫颈癌和乳腺癌低。据台湾卫生署的统计，1995 年卵巢癌的发生率在女性癌症中排名第九，每十万人有 436 人，死亡人数是 223 人，占了一半。台北荣总 1995 年女性十大癌症里，卵巢癌患者数排在宫颈癌（304 人）、乳腺癌（168 人）、肺癌（137 人）、大肠癌（126 人）、胃癌（67 人）之后，居第 6 位（46 人）。

发生原因不明

通常卵巢癌中只有 1/3 是在早期发现的，其余都是在晚期。由于卵巢癌中的绝大部分是上皮癌，在转移之前患者通常均没有症状。既然无法及早发现，便有学者改弦易辙，回头去找造成卵巢癌的原因。由于上皮性卵巢癌绝大多数都发生在更年期及停经之后，让人联想到卵巢与荷尔蒙的关系，研究计划相继出炉，卵巢癌在过去 10 年间成为热门的话题。

原来卵巢癌和乳腺癌一样，都会有家族性。有家族性卵巢癌症候群（hereditary ovarian cancer syndrome）的患者，其直系亲属在 70 岁以前患卵巢癌的机会高达 80% 以上。不过 90%～95% 的卵巢癌患者都没有这种家族史。卵巢癌也不像子宫癌和其他的癌症那样有高风险因子，因此其成因让人像丈二和尚，摸不着头脑。

用荷尔蒙会不会引起卵巢癌?

在口服避孕药问世之后，研究者对长期服用者观察了 15 年后发现，含有雌激素和黄体素的复方避孕药能够降低卵巢癌的发生，降低的概率与服用的时间有关。这个结果得到了各国的支持。一般来说，服用 3～4 年卵巢癌的发生率可减少 50%；服用 10 年以上则可减少 80%。英国国家研究院的数据更显示，服用避孕药的人，在 55 岁以下发生了卵巢癌，其死亡率也有明显的降低，这被认为是口服避孕药的功劳。

服用口服避孕药不会引发卵巢癌，那么可改善更年期症状的荷尔蒙补充治疗是不是也一样不会引发卵巢癌呢？由于荷尔蒙近年来大行其道，这个问题自然便成为各国研究的焦点。

绝大多数的研究都来自于美国，欧洲的意大利、以色列、希腊和瑞典等国也不少。其结论就是卵巢癌的发生与更年期所使用的荷尔蒙没有关联。美国《国际流行病学杂志》（*International Journal of Epidemiology*）在1988年还说，更年期的荷尔蒙治疗有对抗卵巢癌发生的功效，长期使用的人卵巢癌的发生率可降低30%～40%。

不过，还是有一类卵巢癌引起了研究人员的注意。

上皮卵巢癌中有好几种类型的癌细胞，其中的一种虽具有子宫内膜细胞的特性，但却长在卵巢上，因此被称为子宫内膜异位型卵巢癌（endometrioid ovarian carcinoma）。研究人员想了解这种类型的癌症是否与荷尔蒙有关。只有《国际流行病学杂志》的一篇文章认为，荷尔蒙会增加发生子宫内膜异位型卵巢癌的风险性。但是，在经过其他人仔细的评估之后，最终的结论还是认为荷尔蒙与子宫内膜异位型卵巢癌的发生无关。曾经发生这种类型卵巢癌的更年期妇女因此也没有理由不用荷尔蒙。

尽管如此，这项完整的研究评估仅限于雌激素的治疗，并不包括雌激素和黄体素的合并治疗。但合并两种荷尔蒙的治疗本来最主要的目的就是保护子宫（因为黄体素能使子宫内膜细胞萎缩），因此追加黄体素对子宫内膜异位型的卵巢癌所涉及的子宫内膜细胞应该也有同样的影响力。

卵巢癌妇女有了更年期的症状，能用荷尔蒙吗？

卵巢癌一般粗略可分为早期和晚期两大类。癌症局限在卵巢里的算早期，离开了卵巢跑到其他邻近的器官或更远的器官的都算是晚期。

《新英格兰医学杂志》的一篇调查报告显示，在患有第一期（早期）卵巢癌的 99 位患者中，仅切除一侧卵巢者（56 位）和同时切除子宫以及两侧卵巢者（43 位）的无病期（即从手术完全切除干净到卵巢癌复发的期间）并无差别。上述发现不仅说明这两种不同的治疗方式有相同的结果，更说明年轻的卵巢癌妇女可以保留子宫和另一侧未患癌症的卵巢，因为一个卵巢仍然有分泌雌激素和黄体素的功能。

上述两种手术的预后也无明显差异（预后就是手术治疗后的结果，就是一般人所问的"能活多久"。通常预后是以多久后癌症复发来计算，也就是无病期）。同样的观察还发现，患有早期卵巢癌的妇女在手术之后怀了孕，也不会影响她们的预后。而怀孕所产生的荷尔蒙，比没有怀孕而由卵巢分泌出来的荷尔蒙高出甚多。这正说明荷尔蒙不会增加卵巢癌的复发率。

反之，美国国家癌症研究所在 1995 年曾指出，使用荷尔蒙的更年期妇女卵巢癌的死亡率高于不用荷尔蒙者。

晚期的卵巢癌常发生于年龄大一点的妇女，尤其是更年期或停经后的妇女中。因此，若卵巢癌发生在卵巢分泌已衰退的时候，应该与分泌无关。美国耶鲁大学在追踪了 78 位手术及化学治疗过的晚期卵巢癌患者后认为，其 5 年预后并未因为接受了更年期的荷尔蒙治疗而变差。

此外，就发达国家的 16 个癌症研究中心发表的报告来看，其中有 12 个中心就两组研究的结果比对显示，用荷尔蒙者卵巢癌复发率是未用荷尔蒙者的 1.1 倍左右，虽略有增加，但是差异无统计学意义，因此认为卵巢癌的复发率与使用荷尔蒙无关。其余 4 个中心的意见则存在分歧，其中一个中心认为仅子宫内膜异位型卵巢癌的患者在使用荷尔蒙后复发率较高。

结 论

◆卵巢癌的发生原因不甚清楚，能够在早期诊断者不到一半。通常诊断出来的大多是晚期癌症，死亡率因此偏高。

◆从卵巢癌的发生率来看，显然使用荷尔蒙的人比不用的人低出许多，因此应该但用无妨。

◆患卵巢癌的人能不能用荷尔蒙补充治疗？从多数文献看，赞成使用的医学中心较多。偶尔有一两篇文献有不同的意见，也只是发表其观察的结果，可能还是因为卵巢癌发现较晚的缘故。医生应该让患者在充分了解实情后，由她们自己来选择。

参 考 文 献

1. Oral contraceptive use and the risk of endometrial cancer. The centers for disease controlcancer and steroid hormone study[J]. JAMA，1983， 249(12):1600−1604.

2. Chilvers C. Oral contraceptives and cancer[J]. The lancet, 1994, 344(8934): 1378−1379.

3. Villard−Mackintosh L, Vessey M P, Jones L. The effects of oral contraceptives and parity on ovarian cancer trends in women under 55 years of age[J]. BJOG: an international journal of obstetrics & gynaecology, 1989, 96(7): 783−788.

4. Eeles R A, Tan S, Wiltshaw E, et al. Hormone replacement therapy and survival after surgery for ovarian cancer[J]. British medical journal, 1991, 302(6771): 259−262.

5. Hartge P, Hoover R, McGowan L, et al. Menopause and ovarian cancer[J]. American journal of epidemiology, 1988, 127(5): 990−998.

6. Newcomb P A, Storer B E. Postmenopausal hormone use and risk of large−bowel cancer[J]. JNCI: Journal of the national cancer institute, 1995, 87(14): 1067−1071.

大肠癌

　　大肠并非女性专有的器官，为什么要单独提出来讨论呢？

　　乳房和子宫均受荷尔蒙的直接影响，因此被称为依赖荷尔蒙的器官。更年期的荷尔蒙使用是否会促进这两个器官癌症的发生，理应成为各医学院和学者竞相研究的焦点。卵巢不是依赖荷尔蒙的器官，却是女性独有的分泌荷尔蒙的器官，因此也引起同样的重视，医界着实进行了不少的评估。大肠既非依赖荷尔蒙的器官，也不是女性的专属器官，能够引起人们的兴趣，必定有其原因。

大肠癌的发生率

从流行病学来说，大肠癌是一种发病较晚的癌症，多半在 55 岁以后发病。它也是西方国家最常见的癌症，同时高居癌症死亡率榜首。1995 年，美国有 68,000 人得大肠癌，死亡人数是 28,000 人。在过去几十年里，大肠癌的发生率并无太大的改变。只是死亡率降低了，其中女性减少达 29%，男性较少，只有 7%。据 1998 年的报告，在美国八百万癌症患者中，大肠癌仅次于乳腺癌，占全部癌症的 15%。现在仍有 124 万人，男多于女。

台湾地区的大肠癌发生率（1995 年，男女合计）排在宫颈癌、乳腺癌、肝癌和肺癌之后，居第 5 位。每十万人口有 19.83 人患病，每年有 4217 人，男多于女。但停经后的妇女与同年龄的男性比较发生率却差不多，甚至有女多于男的趋势。

荷尔蒙会引发大肠癌吗?

在女性大肠癌的高风险群体中，以修女、尼姑、未生育的女性，以及曾经患乳腺癌者居多，提示大肠癌似乎与荷尔蒙有关。另外，临床上也观察到，切除胆囊的人，发生大肠癌的机会也比较大，似乎是因为胆囊切除后，肠道的胆汁酸（bile acid）可直接刺激大肠；而怀孕时，荷尔蒙会让细胞的分泌增加，冲淡胆汁酸的浓度，因而能够保护大肠的黏膜。这些事实都让人对荷尔蒙与大肠癌的关系有所联想。

正常大肠的黏膜以及大肠癌细胞，无论是男或女，都含有雌激素和黄体素的受体。不过，这些受体都没有功能。换句话说，对这些荷尔蒙没有亲和力，不容易结合，不产生反应。在老鼠实验里，给雌激素的老鼠，大肠上皮层有的增生、有的萎缩。在女性中，荷尔蒙对大肠细胞培养株却没有影响。这些实验证明这些具有雌激素受体的组织对雌激素无反应。雌激素对大肠细胞来说，不是具有刺激生长作用的因子。

从 15 篇主要由欧美国家发布的文献来看，单独使用雌激素补充治疗的更年期妇女，跟不使用雌激素的更年期妇女比较，得大肠癌的概率不是没有差别，就是减少，几乎各半。其中只有一篇有关我国妇女的报道说，使用雌激素的人得大肠癌的概率比较高，但没有说明原因。

这 15 个研究中，调查人口数最多的，用雌激素和不用雌激素的更年期妇女，分别高达 897 人及 421,476 人，她们得大肠癌的概率比是 0.7：1，显示用荷尔蒙者，得大肠癌的概率较低。另外一篇是欧洲麦宁朗（MacLennan）于 1995 年提出的，经过长达 20 年（1973—1993 年）的观察，用荷尔蒙得大肠癌者是不用者的 0.92 倍，与其他欧洲杂志所报告的 0.91 倍相似。其中大肠 1.04 倍，直肠 0.89 倍。

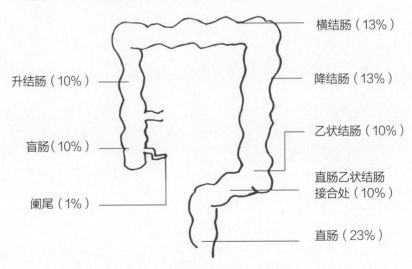

大肠癌好发部位分布简图

已经得到大肠癌的更年期妇女，能用荷尔蒙吗？

1995 年美国国家癌症研究所有两篇报道。第一篇由纽康（Newcomb）等人随访了年龄在 30 ～ 74 岁，已经诊断为大肠癌的 694 人。调查她们长癌之前的病史，并将未服用荷尔蒙的人，得大肠癌的概率设为 1，则新近用荷尔蒙的人，得大肠癌的机会是 0.54，提示可以减少大肠癌的发生率达 46%。过去便一直使用荷尔蒙的人，得大肠癌的概率也只有 0.73，提示可以减少大肠癌的发生率到 27%。

第二篇由柯尔（Calle）等人提出，翻阅因为大肠癌而死亡的 897 人之资料，再与有相同背景（包括年龄、一般健康状况等）的妇女比较，发现持续用雌激素补充治疗的人，风险性为 0.71；新近用荷尔蒙的人的风险性为 0.55。这两篇报道，因为设计和分析的方法都很充实，尤其避开了许多的偏颇，因此被广泛引用。

结 论

◆从已有的文献看，荷尔蒙不会增加大肠癌的发生率；同时不只是不会影响大肠癌，还可能略有保护的功用。新近的报道更认为，服用荷尔蒙可将发生大肠癌的风险性降低达30%～50%。

◆再次提醒许多不了解荷尔蒙、怕得乳腺癌等癌症的人，用荷尔蒙可缓解更年期症候群，减少心血管疾病的发生，预防骨质疏松甚至老人痴呆。在看过上述的评估后，应该可以信心满满地使用这些有效的药物。

参 考 文 献

1. MacLennan S C, MacLennan A H, Ryan P. Colorectal cancer and oestrogen replacement therapy: a meta-analysis of epidemiological studies[J]. Medical journal of Australia, 1995, 162(9): 491-493.

2. Newcomb P A, Storer B E. Postmenopausal hormone use and risk of large-bowel cancer[J]. JNCI: Journal of the national cancer institute, 1995, 87(14): 1067-1071.

3. Calle E E, Miracle-McMahill HL, Thun M J, et al. Estrogen replacement therapy and risk of fatal colon cancer in a prospective cohort of postmenopausal women[J]. JNCI: Journal of the national cancer institute, 1995, 87(7): 517-523.

4. Jacobs E J, White E, Weiss N S. Exogenous hormones, reproductive history, and colon cancer (Seattle, Washington, USA)[J]. Cancer causes & control, 1994, 5(4): 359-366.

5. Wu-Williams A H, Lee M, Whittemore A S, et al. Reproductive factors and colorectal cancer risk among Chinese females[J]. Cancer research, 1991, 51(9): 2307-2311.

其他的癌症

在更年期该不该使用荷尔蒙的讨论中，以往最常引发辩论和争吵的，莫过于荷尔蒙会不会引发子宫癌和乳腺癌。及至争论告一段落后，大家又把焦点放在其他的妇科癌症上，甚至有人将发生在女性身上的所有癌症，即使不属于妇科，都归罪于荷尔蒙。

我们现在就来揭开荷尔蒙的神秘面纱，看看荷尔蒙的力量是不是真的无远弗届。

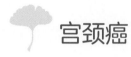

宫颈癌

子宫突入阴道的部分就是子宫颈。宫颈癌的发生率在过去 10 年中都没有改变，高居第一。在预防胜于治疗的前提下，科学家一直都在努力寻找引发宫颈癌的风险因素。到目前为止，最大的突破莫过于发现人乳头瘤病毒（human papillomavirus，HPV）。至于荷尔蒙会不会是另一个引发宫颈癌的重要因素，又引起了学者们的好奇。

子宫颈、阴道和外阴都属于外生殖器，胚胎的来源都一样——即由泌尿生殖窦（sinus urogenitalis）衍生而来。因此，它们的腺体成分应该会有少许依赖于荷尔蒙的特性。

这方面的研究文献虽然不多，却是有些结果的。跟不用者相比，用荷尔蒙者患宫颈癌的概率相似，甚至还要低一些。这个解释有说服力的原因是，用荷尔蒙的人几乎都会进行定期的子宫颈涂片筛检，而涂片是公认能够早期发现癌前期不正常细胞的利器。

至于得过宫颈癌的患者究竟能不能用荷尔蒙，则是乳腺癌和子宫癌患者共同的疑虑。根据伯采（Ploch）对 80 例宫颈癌患者在电疗后（部分患者还追加了子宫切除）使用荷尔蒙的结果来看，结论是很安全的。巴希（Barnhill）报告了 16 例宫颈癌患者在电疗后用雌激素，其中 9 人后来发生了子宫内膜肥厚，1 人发生了子宫腺癌。

瑞典的一份报告指出，用荷尔蒙者宫颈癌复发的机会较小。几种著名的癌症医学杂志在 1983 年便指出，荷尔蒙不会导致宫颈癌的复发，同时还能改善患者的生活质量。少见的子宫颈腺癌的结果也是一样，这可能是由于腺体成分对荷尔蒙并无反应。原来子宫颈腺体所在的地方（包括子宫颈、子宫腔的上皮内膜和子宫颈本身的间质细胞）包含荷尔蒙的受体。至于临床观察到的事实，即许多患者都在更年期之前发病，此时卵巢本身就有分泌荷尔蒙的功能，合并手术和电疗以及切除卵巢后，予以补充荷尔蒙是很自然的。正因为如此，这类患者在治疗后补充荷尔蒙比较没有顾虑。

德国生殖内分泌医学会甚至还建议患宫颈癌者均应补充雌激素。该报告指出，雌激素能抑制子宫颈细胞的生长，没有任何理由去假设荷尔蒙会增加宫颈癌患者的风险。对子宫颈腺癌的看法也是这样。

雌激素补充治疗与一般用法一样，以口服和经皮肤吸收为主，局部涂于阴道也可以。格林柏（Greenberg）认为电疗后的阴道对雌激素的吸收较差，但多数学者却认为电疗所造成的阴道损伤并不足以影响其对雌激素的吸收，电疗后的子宫内膜并不都是一点反应都没有的。因此，在用雌激素时最好还是加上黄体素，除非子宫已萎缩得很小，用了周期性的荷尔蒙补充治疗，也不会产生停药后的月经，那就可以不用黄体素，毕竟单独使用雌激素的效果会更好一点。

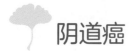

阴道癌

阴道是连接子宫与外阴部的管道,成人的阴道长约 7 ～ 10 厘米,富有弹性。大部分的阴道癌是从子宫颈延伸下来的,称为继发性阴道癌。只有极小一部分是直接由阴道发生的,称为原发性阴道癌。发生在阴道上皮的原发性阴道癌,是一种很少见的女性外生殖器癌症,大约只占所有女性癌症的 1%～ 2%,而且几乎均发生在老年人中。

阴道壁由纤维及肌肉组成,其上覆盖着黏膜,主要是上皮细胞层,由外而内包括了表皮细胞、中间细胞和基础细胞。由于阴道上皮含有丰富的雌激素和黄体素受体,对荷尔蒙自然会起反应。受荷尔蒙的刺激之后(无论是卵巢产生的还是服用的),都会引起阴道上皮的表皮细胞层增生。但研究者发现,即使提高使用量也不会增强细胞分裂的活力,因此细胞也不会有增厚的现象。

在存在雌激素的前提下,黄体素的刺激会让表皮细胞脱落。在缺乏雌激素的情况下,萎缩的阴道上皮在黄体素的刺激下只能生长到中间细胞层,而不会有表皮细胞。这些发现,说明雌激素对阴道上皮有保护作用。有了它,上皮细胞才会生长增厚,到了一定的程度便自然地脱落。尤其是周期性的荷尔蒙补充治疗,就跟正常的月经期一样。缺少了它的保护,由于中间层不耐刺激,便会发炎,成为所谓的退化性阴道炎。

总之,阴道是对荷尔蒙有反应、但并不依赖于荷尔蒙的器官。到目前为止,尚无文献指出口服避孕药或荷尔蒙治疗与阴道癌有关。

反对使用荷尔蒙的学者,多半是以一些临床的事实、实验室中细胞的改变,以及分子医学的检查为依据。

阴道的上皮层细胞、上皮层里面的(或称下一层的)间质细胞以及上皮和腺型肿瘤都与雌激素有关，这已是不争的事实。月经周期里，阴道的鳞状上皮细胞受荷尔蒙的刺激而增生。怀孕时以及生产后，阴道上皮和上皮下层的间质细胞都因为荷尔蒙的影响而产生相当程度的改变。新生儿的阴道受到雌激素刺激，更会引起阴道上皮的异常改变。生产之前，孕妇长期服用二苯乙烯雌激素［人造雌激素己烯雌酚（diethylstilbestrol 或 stilbestrol）］安胎，则可能造成阴道腺病（adenosis）或透明细胞癌（clear-cell carcinoma）。这些都让学者视使用荷尔蒙为畏途。

不过，这类阴道腺病和透明细胞癌都很少见，荷尔蒙治疗与生产之前所使用的安胎荷尔蒙又不一样，因此并不能说它一定有这个坏处。

此外，阴道类上皮细胞癌虽然没有黄体素和雌激素的受体，但是表皮生长因子（epidermal growth factor，EGF）受体的含量却相反地增加许多，这可能与癌细胞的侵袭性有直接的关系，但这种促进细胞生长分化的生长素与荷尔蒙补充治疗所用的药物是否有关却无法考证。

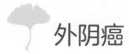

外阴癌

　　女性性器官从外面所能看到的部分，从耻骨下缘到会阴，均被称为外阴。会阴是从阴道口到肛门的部分，也是外生殖器官的一部分。广义地说，看得到的地方均属于外阴的范围。

　　外阴癌也是鳞状上皮细胞的癌症，约占女性癌症的5％，且80％发生在停经后。外阴癌发生在年纪大的人和肥胖的人，而雌激素却可以经脂肪代谢而产生，因此这类患者多半未明显欠缺雌激素。就这一点而言，荷尔蒙补充治疗对这类少见的患者并不是个问题。此外，就现有的资料看，外阴既不是依赖荷尔蒙的器官，也不受它的影响，荷尔蒙跟外阴癌的发生应该是两码事。

　　一份欧洲妇癌杂志在1996年有一篇文章提示，对330位外阴癌病例（其中259例为原位癌、81例为侵袭性癌）所做的研究发现，使用与不使用荷尔蒙的结果是一样的。因此，可以说荷尔蒙与外阴癌没有关系，不会影响其预后，需要时但用无妨。

绒毛膜癌

　　原来胚胎在宫腔着床时，在囊胚的阶段，它的外层细胞增殖成为绒毛膜细胞。假若胚胎死亡，这种细胞却继续增殖下去，便可能变成绒毛膜肿瘤，这种情形非常少见。此类肿瘤一般可分良性和恶性两种。无侵袭性的称为良性肿瘤，反之则称为恶性肿瘤。绒毛膜肿瘤因其恶性的程度表现出不同的类型，从葡萄胎到绒毛膜癌不等。其中良性的葡萄胎最多，恶性的绒毛膜癌最少。不过，各地肿瘤的发生率也不一样，大约每 200 ～ 20,000 次妊娠会有一个这种病例，差异极大。

　　通过数据库，我们回顾了 1966—1995 年发表的文献，明确绒毛膜癌并不包含性荷尔蒙受体。性荷尔蒙指的就是雌激素和黄体素，它们都是很小的分子，能够进入人体的任何细胞，跟细胞内的大分子蛋白（就是相关的受体）结合后，再与细胞核的脱氧核糖核酸（DNA）结合，最后方能将雌激素的作用体现出来。绒毛膜细胞癌既然缺乏这些荷尔蒙受体，荷尔蒙自然就不会影响它了。

　　临床上也有实证，在治疗绒毛膜癌时，常常为了维持患者生育的能力，会保留子宫和卵巢，这类患者在治疗后一定要避孕三个月以上，最常用的方法则是服用避孕药。

　　尽管绒毛膜癌的治疗偶有失败的情形，但与卵巢的存在无关，在需要的时候，可以放心使用荷尔蒙。

皮肤黑色素瘤

皮肤上的胎痣和任何有色泽的痣，一旦颜色变深，突出于皮肤，呈乳突状或蕈状，都有可能是黑色素瘤（cutaneous melanoma）。绝大多数的黑色素瘤都是由痣变化而来的。因此，身体上任何部位容易经常磨擦到的痣，都应该切除。因为一旦变成黑色素瘤，便会无声无息地乱窜，转移出去。幸好它是一种非常罕见的癌症，不过一般女性的发生率比男性高出 1/3 以上，且多发生在生育期。

由于含有色素细胞的痣在青春期和怀孕时，都会因为细胞的增殖而改变颜色和变大。另外，黑色素瘤的细胞也被发现包含雌激素的受体，因此有人便推测这种恶性的皮肤肿瘤可能与荷尔蒙有关。如此，口服避孕药和荷尔蒙补充治疗是否就不适合了？

在 1988 年之前，有 6 篇病例对照的报告，从各种年龄层患有皮肤黑色素瘤的患者中寻找风险因子，希望找出致病的原因。结果发现初潮年龄、生育年龄、停经、服用避孕药、卵巢切除和不孕等因素都有嫌疑，但大家的意见存在分歧，没有定论。

怀孕会不会影响这种恶性肿瘤呢？ 1986 年有一个回顾性的报告，结论是怀孕不会影响黑色素瘤的预后。而 1987 年有一篇针对育龄妇女做的调查报告说，怀孕时发生黑色素瘤的人，与没有怀孕的黑色素瘤患者，存活率分别是（26±7%）和（43±2.8）%，差异有统计学意义，提示怀孕对黑色素瘤有不良影响。

在此同时，美国杜克大学的研究者比较了 100 位怀孕且患有黑色素瘤的患者与同年龄层未怀孕的黑色素瘤患者，未发现其存活率存在差别。其后又有几篇报导，也否定了怀孕是一个风险因子。

1984—1997 年发表的 5 篇针对未怀孕患者的研究报告中，只有两篇认为雌激素补充治疗与黑色素瘤的预后有关，不过差异并无统计学意义，患者的预后也与荷尔蒙使用的时间长短无关。

瑞典曾于1989年提出一份有关的报道，这个报道可分成两部分来看：

其一，在23,244位更年期妇女中，使用雌激素者发生黑色素瘤的概率是未使用者的1.45倍。遗憾的是，相关的风险因素以及该研究仅纳入了60岁以下的更年期妇女，都是败笔。其次，这项研究强调了雌二醇（estradiol）的作用，而更年期所用的荷尔蒙则是以雌酮（estrone）为主。

其二，该研究收集了这么多的资料，却未能说明黑色素瘤和雌激素的关系。

结论是，就目前所知，口服避孕药和荷尔蒙补充治疗都不会引发黑色素瘤，也不会影响其治疗的效果。

身体其他部位的癌症

　　身体其他部位的癌症很多，包括膀胱癌、肾癌、甲状腺癌、胰腺癌、胃癌、肺癌、淋巴瘤、脑癌等，都缺乏完整的对照数据。因此，对于这类癌症的患者，应该视同于未得过这些癌症的其他更年期妇女一样，该用荷尔蒙的时候便用，不该用的时候便不用。

参考文献

1. Milsom I, Friberg L G. Primary adenocarcinoma of the uterine cervix. A clinical study[J]. Cancer, 1983, 52(5): 942−947.

2. Ploch E. Hormonal replacement therapy in patients after cervical cancer treatment[J]. Gynecologic oncology, 1987, 26(2): 169−177.

3. Adami HO, Persson I, Hoover R, et al. Risk of cancer in women receiving hormone replacement therapy[J]. International journal of cancer, 1989, 44(5): 833−839.

4. Greenberg H, Penney L L, Smith M L. Transvaginal absorption of estrogens through irradiated mucosa[J]. Gynecologic oncology, 1984, 17(3): 301−307.

5. Barnhill D, Heller P, Dames J, et al. Persistence of endometrial activity after radiation therapy for cervical carcinoma[J]. Obstetrics and gynecology, 1985, 66(6): 805−808.

6. Sherman K J, Daling J R, McKnight B, et al. Hormonal factors in vulvar cancer. A case−control study[J]. The Journal of reproductive medicine, 1994, 39(11): 857−861.

7. Pattillo R A. Gestational and non−gestational trophoblastic neoplasms: new developments in DNA analysis, metabolic function, diagnosis and treatment[J]. Current opinion in obstetrics & gynecology, 1993, 5(4): 486−489.

8. Trapeznikov N N, Khasanov S R, Iavorskiĭ V V. Melanoma of the skin and pregnancy[J]. Voprosy onkologii, 1987, 33(6): 40–46.

9. Reintgen D S, McCarty Jr K S, Vollmer R, et al. Malignant melanoma and pregnancy[J]. Cancer, 1985, 55(6): 1340–1344.

第三章

荷尔蒙的用法

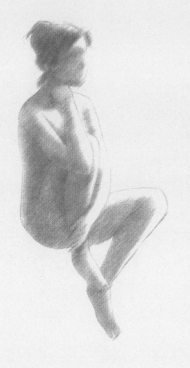

许多妇女在接受荷尔蒙补充治疗后会告诉我，在用药期间有出血的现象，问我该怎么办？我还发现，这些人多数是在见到血后，就自行停止使用荷尔蒙了，再来问医生的。

还有一些更年期妇女，会带着和她有同样问题的好友一起来看诊。假若医生开给两个人的处方不同，她们也会不约而同地问，为什么？

此外还有少数人会问医生，她有朋友是用擦的荷尔蒙，也有用贴的，她却是用吃的，有什么不同？究竟哪一种好？

　　上面的第一个问题，是因为用法不当而发生的。譬如说每天的用药时间差别太大。今天是早上用，明天是晚上用，药效无法维持，便可能产生滴血。还有常见的胃肠不舒服，药吃了也等于没吃，就跟漏服一样，也会出血。有肠胃问题的，应该先把肠胃治好。在治疗胃肠病期间，可采用非口服的办法。如果是漏服，则可以接着吃，不用追补，3～5天后便会不再出血，继续吃到该停药的时候才停。

　　至于说处方和用法不同，是因为患者的需求不同。不同的方法有不同的好处，目的却是一样的，即缓解各种症状，使患者得到最好的照顾，提升她们的生活质量。

荷尔蒙补充治疗

　　对于更年期和停经后的妇女，荷尔蒙的补充治疗大致可分成两大类：单独使用雌激素和联合使用雌激素和黄体素。单独使用黄体素则未获青睐。黄体素不但可减少细胞核中的雌激素受体，同时也能够减少黄体素本身的受体，从而借助17-羟基类固醇脱氢酶（17-hydroxysteroid dehydrogenase）的催化作用降低了血中 E_2 的浓度。因此，黄体素与雌激素事实上是相互拮抗的两种药物。为了保护子宫内膜，减少子宫癌的发生，在衡量轻重和风险性后，才追加的黄体素。

什么是雌激素类?

　　简单地说，纯天然或人工合成的、能够刺激子宫内膜生长的物质，统称为雌激素类，又称雌激素、求偶素及动情素。在学理上应该说，能够与人体特殊的受体结合，发挥雌激素功能的物质，均称为雌激素。目前号称纯天然的雌激素，事实上也都是人工合成品，因为两者的化学结构完全相同。

　　雌激素类是一个总称：包括雌一醇，又称雌酮（estrone，E_1）、雌二醇（estradiol，E_2）以及雌三醇（estriol，E_3）。在年轻的育龄妇女中，卵巢是分泌雌激素的主要器官，且以 E_2 及 E_1 为主。怀孕时，胎盘将比卵巢分泌更多的雌激素，主要是 E_3。停经妇女内分泌改变最多的就是雌激素，此时分泌的以 E_1 为主。

雌激素类的用量

　　使用 E_2 做荷尔蒙补充治疗，在欧洲比美国还要普遍。用于减轻潮热症状的剂量为 $1 \sim 2$ mg，有时需要 4 mg 以上。至于 E_1 在一些国家也有产品，以硫酸盐类的成品居多，其生物效能远不及 E_2。E_3 的生物效能比 E_1 及 E_2 都差，药效也短，不适合用于拮抗潮热等症状，但针对膀胱的萎缩倒可以用。

　　目前用得最多的雌激素，尤其在美国，是一种用母马尿提炼合成的雌激素（马烯雌酮，equilin），其主要成分为 E_1（硫酸雌酮，estrone sulfate）以及少量的 E_2，能与雌激素受体结合，效能也很长，在市面上很常见。由于是以往大型研究所采用的药物，因此在临床上也用得最多。

台北荣民总医院经过长期评估，得出了与西方学者一致的结论，即每天口服雌激素的维持量达 0.625 mg，即可维持骨质的密度，并增加血中的好的胆固醇，缓解更年期的症状。

非自然停经的经手术切除了两侧卵巢的年轻妇女，要减轻停经症状，服用量就要提高到每天 1.25 mg。待其症状稳定后，可以减少为每天 0.625 mg 的维持量。一般所指的稳定，是指服用至少六个月后做检查，与未服用前做比较的结果。

市面上有许多不同的合成雌激素，在不同的剂量下，都可达到相同的结果。然而，其中有一种合成品乙炔雌激素（ethinyl estradiol），其生物效能是天然及合成雌激素的 100 倍，因此仅被用作避孕药（可抑制排卵），不适合用于停经后的荷尔蒙治疗。

台湾地区目前已有 0.3 mg 一颗的合成雌激素。台北荣民总医院与其他医院正在合作进行研究。由于我国妇女的身材多半娇小，研究人员认为每天的维持量也许可以减少至 0.3 mg，而不需要用到 0.625 mg。主要是要看这个剂量能否改善更年期的症状，更重要的是能否维持骨质的密度、保护心血管。常用雌激素类药物的用量比较见表 1。

表 1　常用雌激素类药物的用量比较

雌激素	每日用量（mg）
ethinyl estradiol（炔雌醇）	0.02
diethylstilbestrol（二乙基乙烯雌酚）	0.25
conjugated estrogen（premarin）（复合雌激素）	0.625
estrone（雌酮）	1.25

雌激素类的使用途径

雌激素的使用途径共有六种：口服、贴、擦、种植、注射以及阴道用。

口服

口服 E_2 是经由肝脏代谢。E_2 先由肠道吸收，随后大部分在肝脏中变成 E_1。由肠道、肝脏代谢为混合物（其中荷尔蒙含量的比例大约是 E_1 占 70％，E_2 占 30％），以葡萄糖醛酸或硫酸盐类合成物的形式排泄到胆汁里。

由于绝大部分的口服雌激素是在肠道和肝脏循环，因此，其在肝门静脉中的浓度是外周血中的 6～7 倍。血液浓度低，雌激素的生物效能便无法完全表现出来。当雌激素随着胆汁到了肠道，理论上应该由粪便直接排出体外，但这些合成物到了肠道之后，被肠道中的细菌重新分解，成为具有活性的荷尔蒙，在肠道中水解，并经肠壁再吸收进入循环。这种由于再吸收所产生的药效不可忽视，极可能是体内雌激素最主要的来源。

很显然的是，有胃肠炎等疾病的人，水解 E_2 的能力减弱，雌激素的作用就更低了。抽烟、服用安眠药的人消化不好，也会减少 E_2 的吸收，同时由于其代谢受到影响，E_2 的效能更低。服用广谱的抗生素，也会破坏肠道内的正常菌群，使经由细菌分解再度活化的荷尔蒙量减少，同样也会影响药效。换句话说，任何可能影响肝脏或胃肠吸收和代谢的因素，都会降低雌激素的效力。因此，借助由肝脏代谢所获得的产物，也无法反映出在体内真正发挥作用的雌激素的水平。

此外，雌激素不仅会增加肝脏的负担，也会由于促进血液凝固，从而增加发生深部血管栓塞的机会。当然，这些副作用也还属于推理，并没有太多的临床证明。

口服雌激素有每天用和一个月仅用 21 ～ 25 天两种，均能减轻更年期症候群，改善血中的脂肪含量，减缓骨质中钙的流失。其中最为人称道的，莫过于能够提高血中好的胆固醇，比非口服雌激素更胜一筹。在开始时，一般最常用的药和剂量，是每天服用合成雌激素 0.625 mg[含 E_1 50%，马烯雌酮（equilin）23%，17α-二氢马烯雌酮（17α-dihydroequilin）13%]或者其他药量不同却有相同效果的雌激素。

唯 21 天的服用法，因为每个月不服药的时间超过一周，会有不舒服，影响生活质量。其实这种用法恐怕是沿习口服避孕药的一般用法，并不符合更年期妇女的需求。因此，应该可以延长为每月服用 24 ～ 25 天，不舒服的时间就可缩短。这也是目前最普遍的服用方法。许多人停了五六天后就忘了再服用，不妨从每个月的 1 号开始吃 25 天，下个月又是 1 号开始，便不容易忘记。

贴片与软膏

雌激素也可以不采用口服的方法，好处是减少对肠胃和肝脏的干扰，因此用量较低，副作用较少，效果也很好。临床上有药膏型的贴片或涂抹型的乳胶，都能够经由皮肤吸收。

贴片：含雌激素的透皮雌二醇贴片（estraderm）对更年期症候群也有相同的效果。每张贴片含雌二醇（17β-estradiol）0.05 ～ 0.1 mg，贴在大腿内侧或上臂内侧。为了维持血中 E_2 的浓度，每 3 天换一片，一个月用 8 片，共 24 天。由于贴片使用不久，不像口服药长达 50 年，因此对心血管是否跟口服药一样有效观察尚不够，未有定论。对血中脂肪的改善，也未能够像口服药那样快速。

此外，仍有 1/3 的人局部皮肤会感到刺激，尤其是住在潮湿地区者，比较不容易接受。相反，在干燥地区如西班牙、意大利等比较常用，分别占荷尔蒙使用的 65% 和 90%。台湾地区对贴片的使用不太普遍，因此缺乏长期的观察。

　　软膏：含雌激素的软膏经皮雌二醇（percutaneous estradiol, estrogel gel）是法国产品，12 年来有许多正面的报道。法国的更年期妇女接受荷尔蒙治疗者高达 40%，其中 65% 的人就是用这种软膏，只有 35% 的人是采用口服的方式，与其他欧洲国家和美国大不相同。这种软膏有 30 g 及 80g 的牙膏式分装。台湾地区目前有的商品是每条 30 g，每 2.5 g 含有 1.5 mg 的 E_2。有的包装像牙膏那样，每一压就是 1.25 g，恰好是一次的用量。有的包装则用所附的量尺，每装满一量尺内的深沟是 2.5 g。使用方法是手臂（从手腕到肩）洗净后涂抹在内外侧。涂好后，等一两分钟，干了再穿衣服。

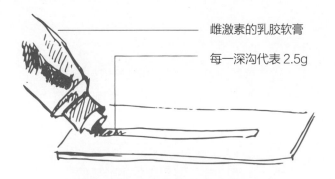

雌激素的乳胶软膏

每一深沟代表 2.5g

将含有雌激素的乳胶挤在计量尺的深沟

　　台北荣民总医院的经验，从验血和骨密度上比较使用前和使用后六个月、十二个月和三年的结果发现，每个月用 25 天，每天用 1.25 g，不仅能够维持骨质密度，而且在使用 12 个月后骨质密度与未使用前比较，呈现有意义的增加。验血结果也发现上述治疗能够提升血中好的胆固醇的水平。血中荷尔蒙的改变却很有趣，E_2 在使用后 2 小时便呈明显的增加，4 小时达到顶点（从 30 ng/ml 上升到 348 ng/ml），并维持 4 个小时，之后又逐渐减少，使用后 20 个小时恢复到最初的水平。上述观察提示，因盗汗、烦躁而睡眠不好的人，可以晚上擦；没有睡眠问题的人，则可以白天擦。还有就是职业妇女可以考虑将一天的剂量分成两次擦，这样一整天都不会受不适症状的困扰。总之，擦后4个小时会处于一个最好的状态，不要忘记这个特性。

日本产品 ladiol gel，每支 30 g，经试验证明也有类似的好处：可明显地降低坏的胆固醇水平，维持骨的密度。E_1 在使用后与未使用前相比，也呈有意义的增加。往后每天血中浓度总是维持在 $100 \sim 140$ ng/ml。脑垂体的促性腺激素水平则在使用前后均无有意义的改变。

这些都说明在用药期间，哪怕 E_2 的血中浓度在减少，由于有 E_1 在维持，在性腺激素不骤升的情况下，便没有潮热等不适。假如每天用 2.5 g，对骨密度的增加并没有好处，但对症状，尤其是潮热次数的减少有帮助，因此医生可视患者的感觉做适当的调整。

种植与注射

还有可经由皮下种植而吸收的药丸，每六个月种一次；经肌肉或静脉注射的也有，都因为血中稳定性不够很少使用。

阴道用

放入阴道吸收的药，有指环形状的药片以及软膏两种，对阴道萎缩引起的干燥和膀胱萎缩引起的频尿也都有帮助，同时也没有引发子宫内膜肥厚的顾虑。目前软膏用得较多。常见的是含有合成雌激素的倍美力阴道软膏（premarin vaginal cream），成分以 E_1 为主，另有少量的 E_2。有 5 g、30 g 两种。每克含 0.625 mg 雌激素。使用起来很方便，也不油腻。每天可用 $0.5 \sim 2.0$ g，也可隔天用一次，视症状改善的情形而调整。手洗干净后，可将药挤在手指上，在睡前涂入阴道；也可用软膏盒内所附的涂药管，栓紧在软膏管的嘴上，吸取所需的量，自己放进阴道。再将涂药管洗干净放回软膏盒。

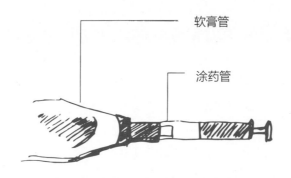

将涂药管拴聚在软膏管的嘴上

什么是黄体素类?

凡是能够改变雌激素、刺激子宫内膜转变为分泌期的物质，都称为黄体素类（progestins）。

黄体素的作用部分是抑制下丘脑和脑垂体的功能，降低卵泡刺激素，尤其是促黄体生成素（luteinizing hormone, LH）的产量。黄体素与受体结合后，进入细胞中，能够抑制雌激素所导致的核糖核酸（ribonucleicacid,RNA)的合成,减少子宫内膜细胞雌激素受体的含量，显著减少细胞的分裂。

黄体素减少器官和组织（包括细胞质和细胞核）中雌激素受体的数目，表现在子宫内膜上，就是让子宫内膜的细胞由于分裂减少而趋于成熟，最后萎缩。此外，由于增强了雌二醇 17β - 脱氢酶（17β - dehydrogenase）的活性，使强效的 E_2 转化为 E_1，可以达到保护子宫内膜的效果。

人类的黄体素种类繁多。就化学结构而言，可归纳为两大类：天然黄体素（C17 类）以及合成黄体素（C19 及 C21 类）。天然黄体素〔又名雌烷（estrane）]的化学结构与体内产生的黄体素一样。合成的黄体素与天然黄体素的功效相似，只是化学结构有所不同，与睾酮类似。

就亲和力而言，不同种类的黄体素、雌激素、雄激素与它们的受体的结合情况也有所不同。有的是与受体直接结合，有的却必须经过生物活化。许多合成产品会影响血中的脂肪含量，减弱雌激素对脂肪代谢的好处，改变好的和坏的胆固醇的比例，增加好的胆固醇的水平。也因此，这类药物多半用在避孕药中。

常用的黄体素甲羟孕酮（medroxyprogesterone acetate, MPA）除了能直接与黄体素受体结合外，也不会降低好的胆固醇含量，因此使用得最为普遍。但这种天然黄体素的口服效果较差，必须经过代谢作用成为 17α-羟基黄体酮（17α-hydroxyprogesterone）才能提高效果，但微小型黄体素口服则有良好的吸收效果。

假若以配套方式与雌激素联合使用，则常用的黄体素有甲羟孕酮和微小型黄体素等。这种药物对于血中 E_2，E_1 浓度的影响最轻，对子宫内膜可产生保护作用。但有的因为具有雄激素的作用，长期使用后，有些患者可能会表现出男性的特征；其次是所有可能导致男性特征的药物，也都会降低血中好的胆固醇水平，提升坏的胆固醇水平，并影响糖代谢的耐力，这会干扰糖尿病患者的治疗。

新一代的合成黄体素，包括诺孕酯（norgestimate）、去氧孕烯（desogestrel）、安琪坦（utrogestan）和孕二烯酮（gestodene）等，已经有了一些改进，几乎没有了男性化的副作用。

目前，微小型天然黄体素（micronized progesterone）、去氧孕烯和诺孕酯与甲羟孕酮、醋酸炔诺酮（norethisterone acetate, NETA）、左炔诺孕酮（levonorgestrel, LNG）等的效果是一样的。换句话说，天然和合成的黄体素都能够改变子宫内膜，从良性和不正常的增生变成萎缩型的子宫内膜。临床上，应视患者的状况进行适当的选择，常见的黄体素见表2。

表 2　常见的黄体素

天然黄体素 17α - 羟基黄体酮 （商标名）	合成黄体素 19-nortestosterones 21- 碳原子类 （商标名）
medroxyprogesterone acetate, MPA（provera） dydrogesterone（duphaston） megestrol acetate micronised progesterone（utrogestan）	norethisterone acetate, NETA（primolut-nor） levonorgestrel, LNG destodene desogestrel norgestimate

黄体素类的用量

　　大型研究的结果发现，用于荷尔蒙补充治疗的黄体素，其目的为保护子宫内膜，一般都必须连续服用 10 天以上。黄体素种类也有很多，常用的有 7 种（表 3）。每种药都有它的功能，所需的剂量也不同，因此无法说哪一种最好。唯有些人在口服后会感到烦躁与抑郁，此时只能换另外一种黄体素。减量也是一种方法。

　　单独使用黄体素，可以有效治疗不正常的月经出血，亦可避孕。对改善更年期的症状是否有效则未见正式的报道。目前，初步的认知是，每天单独使用甲羟孕酮 10 mg 可改善潮热，但可能有阴道分泌不够、胃口太好、体重增加的缺点。此药对骨质、血脂、心血管的影响说法不一，可能是试用时间太短，未能产生共识。

　　临床上，在联合雌激素的荷尔蒙补充治疗中，黄体素一般用量都

不大。常用的口服甲羟孕酮（商品名 provera）每天的剂量是 $2.5 \sim$
5 mg。假如每月只服用 $10 \sim 14$ 天，剂量则为 10 mg。考虑到血清脂
肪水平的改变，虽然甲羟孕酮已经是影响最少的药，一般仍建议长期
服用，每月使用 12 天的话，每天的剂量只要在 $2.5 \sim 5$ mg 就好。
去氢孕酮（dydrogesterone，商品名 duphaston）可每月服用 $10 \sim$
14 天，每天 10 mg。新的微小型黄体素（安琪坦，utrogestan）则是
每天 $100 \sim 300$ mg。

新一代的黄体素如去氧孕烯、诺孕酯、环丙氯孕酮（cyproterone）
等剂量都很小，已经几乎不会产生副作用，例如引起糖代谢、血中脂
肪酸的改变等，包括好的胆固醇和甘油三酯浓度的变化。口服黄体素
类的计量见表 3。

表 3 口服黄体素类的剂量

黄体素	每天用量（mg）
MPA（provera）	$2.5 \sim 10$
dydrogesterone	10
norethindrone	$1.0 \sim 2.5$
norethindrone acetate	$1.25 \sim 5$
norgestre	0.15
cyproterone	1
micronised progesterone	$100 \sim 300$

黄体素类的使用途径

黄体素除口服外，还有皮下种植、置入子宫、肌内注射以及阴道
软膏或贴片等使用途径。

皮下种植

皮下种植的左炔诺孕酮（LNG，商品名 norplant）一般是放在上臂内侧皮下，在稍微进行局部麻醉后，只需要几分钟便能够把它轻易地送进去。此药早先是用在避孕上，3 年换一次，失败率大约 1%。由于它能使子宫内膜萎缩，因此也可用于停经后的补充治疗。新一代的皮下种植黄体素（依伴侬，implanon）体积更小，更易植入。据说比LNG 更有效，目前已问世。

置入子宫内

放在子宫内的黄体素类似子宫内避孕器，除了黄体酮线圈（progesterone coil）使用历史较长之外，目前还有两种，看起来大同小异，都是"T"形，约 3 厘米长，柄上附有黄体素，每天释出黄体素，其作用为减少子宫内膜细胞雌激素受体的数量，导致子宫内膜对雌激素反应迟钝，内膜细胞不分裂，不会增生，从而达到保护子宫内膜的目的，而全身性的作用则很少。尤其适用于对黄体素过敏，无法承受其副作用的人。

现有的左炔诺孕酮宫内节育系统（levonorgestrel intrauterine system，LNG-IUS）和孕激素宫内孕酮系统（progestasert intrauterine progesterone system，PIPS）每天释放黄体素的量分别为 20μg 和 65μg。可维持一年。往后则每天的黄体素释出量会略有递减，但仍可维持五年。五年的子宫内膜增生发生率只有 0.217%（1/460），比一般口服黄体素所引发的子宫内膜增生率（0.625%）还要低。

对此的主要解释是，宫腔局部的黄体素浓度比血液里的浓度高出甚多（有人认为有 100 倍左右），因此才会有这么好的结果。究竟局部使用黄体素有无其他的好处，由于使用时间仍短，尚无法评估。

此外，在宫腔内使用这类黄体素，由于类似子宫内避孕器的装置，因此会产生一些不舒服，腹部胀痛是最常见的症状。对没有受孕过的更年期妇女以及停经很久、子宫萎缩的妇女，都不适合。

肌内注射

注射针剂型黄体素（醋酸甲孕酮，depomedroxy progesterone acetate，DMPA）是 40 年前在美国问世的老药，最初也是用在避孕上，每 3 个月肌肉注射一针，每针含 150 mg，避孕失败率为 0.3%。其他国家也有类似的针剂。世界卫生组织所研发的针剂都是混合型。除黄体素外，还含有 E_2，分别为醋酸甲羟孕酮（cyclofem®）及复方庚炔诺酮（mesigyna®），一个月一针，有良好的避孕效果，却跟其他黄体素一样，很少用在停经妇女的身上。

阴道软膏及贴片

黄体素阴道软膏以及贴片也都已相继问世，其效果则仍有待观察。

单独使用雌激素

没有子宫的更年期妇女，包括先天缺如、因病切除子宫，以及停经 5 年以上者，其子宫内膜对荷尔蒙不起反应，不会产生停药后出血，都可以单独使用雌激素补充治疗。

欧洲国家 1988—1997 年曾出现一个共同的趋势：单独用雌激素治疗者减少，合并使用雌激素与黄体素补充治疗者增加。到了 1997 年，英、法、德三个国家采用荷尔蒙补充治疗者之中，单独使用雌激素的比例分别是26％、14％和42％。美洲各地不一样，粗略估计约30％。非洲、亚洲、澳洲则相反，单独用雌激素者达80％。

联合使用雌激素和黄体素

对绝大多数有子宫的更年期妇女而言，联合使用雌激素和黄体素逐步取代单独雌激素补充治疗，已经是一个最普遍也最标准的补充荷尔蒙的治疗模式了。这种模式有周期性和连续性两种给药的方法。

周期性治疗

周期性治疗是指雌激素和黄体素的联合治疗后，每个月都有定期的停药后出血。有些人戏称这是人工月经。其实，这本来就是由子宫内膜细胞脱落而产生的出血，不是月经又是什么？只不过是荷尔蒙的来源不同而已。在更年期前，是由卵巢本身产生的荷尔蒙；在更年期后，则是补充得到的荷尔蒙，不是卵巢产生的。

由卵巢产生的荷尔蒙的量一般较多，而且会随着月经周期而波动，因此有起伏。补充荷尔蒙所用的剂量则平稳。这两种来源不同的荷尔蒙性质极其相似，都会影响子宫内膜。雌激素使内膜增长，黄体素则使已增长的内膜萎缩。在不用药的时候，已萎缩的内膜脱落、出血，便形成月经。

这种给药的模式对更年期或停经不久的妇女最适合，让她们不会因为急剧的缺乏荷尔蒙而停经，恐慌的心理得以消除。不少患者表示，未停经前，觉得月经很烦，但一旦月经停止，却很有失落感。这也是人之常情。医生在这个时候施以援手，除了缓解她们更年期的症状外，还能使其月经周期重新规律化。看她们恢复月经后的样子，好像失而复得，心里应有难以形容的舒畅吧。

周期性荷尔蒙补充治疗，开始是每个月用雌激素 24 ～ 28 天，在最后 10 ～ 14 天再加上黄体素，然后两者一起停止。停止后 2 ～ 7 天就会有月经，一般是在第二天。例如 25 日停药，27 日就会有月经。

一天一次的雌激素，最好是在睡前用，既不容易忘记，又可减少半夜盗汗，帮助熟睡。一天两次的黄体素则是每天早晚服用，晚上那一次可以和雌激素一起用。每天服用时间不要相差太多，以避免用药时出血。如果发生，可继续使用到应该用完为止，不必因出血而停药。一般继续使用 2 ～ 3 天便能停止出血。

在周期性治疗里，黄体素需要用多少天才能达到保护子宫的目的？研究的结论是用 10 天才能让具有分泌增长潜力的子宫内膜转变成正常的子宫内膜。

原先在美国，雌激素每月是用 21 ～ 25 天，在最后的 7 ～ 10 天才加用黄体素。平均每个月因此有 7 天空档没有用荷尔蒙。目的是给所有对荷尔蒙有反应的组织一个短暂的休息，也同时让身体本身能够适应这个空档期，避免变成长期依赖荷尔蒙。可是到目前为止，也没有研究支持这种看法，肯定它的好处。唯一看到的，就是有规律性的周期月经。

此外，患者在这个空档期，多半没有太多的更年期症状的出现。少数偶尔会有心慌、心跳甚至潮热次数增加的感觉，多半能适应。主要是研究者（包括台北荣民总医院）发现，在停药期间，周边血液内雌激素虽略有减少，但性腺激素并未上升，提示仍未有立即的反应。更何况未几又开始周期性使用荷尔蒙，因此在停药期间，才没有明显的更年期症状。

英国的数据则显示，黄体素每个月需要用 12 ～ 14 天。用 14 天的人，应该不会有子宫内膜的增殖现象。《新英格兰医学杂志》1989 年则建议以醋酸炔诺酮每天 0.5 ～ 1 mg 或甲羟孕酮每天 5 ～ 10 mg，用

30

12 天。著名的医学期刊《柳叶刀》1995 年在经过大型研究和分析后，认为用 10 天和 12 天的黄体素，从子宫内膜的病理观察，并无差异。因此，大家也从此认为最少用 10 天的黄体素，才能维持子宫内膜的正常性，以及规律性的出血。但在一年后，有一半以上的妇女，停经期间的"月经量"（就是停药后的出血）会明显地减少。

对停经已久的妇女，规律性的周期出血，恐怕多半是她们不愿继续接受治疗的主因。连续性的治疗模式，因为不会造成子宫内膜的增生，因此不会有出血现象。临床上，只要雌激素与黄体素用量比例恰当，即使不产生周期性的出血，也能达到保护子宫内膜细胞的结果。

连续性治疗

连续性治疗，雌激素和黄体素每天都是一起用。因为子宫内膜萎缩，因此便不会有月经。对不希望再被月经烦扰的人，这是理想的模式。临床上，用这种模式还是会有 20％～25％的人在服药期间出血，尤其在前三个月里最为常见。这些人里面年纪较轻的尤其多，原因不太清楚，但与子宫内膜的微血管的脆弱、局部上皮细胞的功能和凝血有关，但也不排除荷尔蒙之间的代谢转换和交叉的影响。这也是更年期停经不久的妇女，不太适合用连续性荷尔蒙治疗的另一个原因。

话说回来，虽然 90％以上的人在用药三个月之后便没有月经了，有些医生还是谨慎地建议，每三个月，也就是在第 4 个月加服 12～14 天的黄体素，以产生停经的出血，让月经来一次，主要就是想减少子宫内膜的肥厚程度，减少子宫癌的发生，这些做法并没有确凿的依据。

此外，为了减少潮热的次数，合成雌激素每日的剂量也可以在开始的时候酌量增加，等到症状控制之后，才逐渐往下调整，一般的维持量是每天 0.625 mg。

不用口服的连续性治疗法，使用原则一样。譬如涂抹或贴片都使用雌激素 24～25 天，每天加吃黄体素。

复方荷尔蒙

为了方便患者，市面上已有多种合成的药片，也就是复方药片——既有雌激素也有黄体素。1984年便问世的是 kliogest。一盒28颗，每天一片。经过大型医学中心的评估，服用四个月之后，92%以上的人子宫内膜萎缩。对于预防骨质疏松的效果，经长期观察，与周期性服法一样有效。对心脏的评估虽也有类似的保护作用，唯评估时间较短，尚无肯定的结果。

其他合成的药片也很多，对吸收效果以及副作用的参酌，也都做了重新的安排，往后应该会愈来愈好，种类也会愈来愈多，复合荷尔蒙见表4。

新一代的药品里面，倍美安（premelle）一片混合了普雷马林（premarin）0.625 mg 和甲羟孕酮 5 mg，是目前最常用的复方药片。目前也有倍美安 2.5 型的复方药，甲羟孕酮的含量是 2.5 mg。因此，如采用连续性荷尔蒙治疗，倒是挺方便和可取的。

利维爱（livial）则是新一代的类固醇荷尔蒙替勃龙（tibolone），每天一片，每片 2.5 mg，每月服 28 天。有类似促性腺激素的功能，兼有雌激素、黄体素以及雄激素的作用。由于提高了脑中内啡肽，抑制脑垂体促性腺激素的分泌，因此，除了改善更年期症状外，也会略微提高性欲，预防骨质疏松。唯对血中脂肪长期追踪8年之后并无改变，对于心脏的效果则未有充分的数据可供参考。

21片一盒的新一代复方药顺宁娜锭（indivina）及克龄蒙（climen）等也都很不错。克龄蒙由于含有新一代小剂量的黄体素环丙氯孕酮（cyproterone），副作用便少了很多。

以上这些复方药片，多半无法完全抑制排卵，因此不能视之为避孕药片。未停经的妇女服用这些复方药片，偶尔有怀孕的报导，应当小心选用。其次是21片一包的复方药，在停药后多半会有月经。不希望有月经的妇女，则可选用28片一包的复方药。

表 4　复方荷尔蒙

药片名	成分及含量（每片）	包装 （片数）
livial	tibolone 2.5 mg	
premelle	conjugated estrogens 0.625 mg, medroxyprogesterone acetate 2.5 或 5 mg	28 28
kliogest	micronized estradiol 2 mg, norethisterone acetate 1 mg	28
trisequens	12 片含 micronized estradiol 2 mg, 10 片含 micronized estradiol 2mg 及 norethisterone acetate 1 mg, 6 片含 micronized estradiol 1 mg	28
divina	11 片含 estradiol valerate 2 mg, 10 片含 estradiol valerate 2 mg 及 medroxyprogesterone acetate 10 mg	21
progyluton	11 片含 estradiol valerate 2 mg, 10 片含 estradiol valerate 2 mg 及 norgestrel 0.5 mg	21
climen	11 片含 estradiol valerate 2 mg, 10 片含 estradiol valerate 2 mg 及 cyproterone acetate 1 mg	21

荷尔蒙有哪些副作用?

在正常情况下，荷尔蒙补充治疗应该没有副作用，除了或许有些微的血压下降。在极少的患者中，雌激素却会引起高血压。血压下降应该是血管畅通的结果，血压升高确实与理论不太搭调，因此无法解释。除了考虑治疗前已有高血压的潜在趋势之外，有些人认为荷尔蒙活化了肾素（renin），能够使血管紧张素原（angiotensinogen）

变为血管紧张素，从而引起高血压；荷尔蒙经由肾髓脂质类（renal medullolipine）改变了血压则是另一种假设，但均无法证明。

慢性高血压容易引发心肌梗死和脑卒中是不争的事实。因此，有慢性高血压的停经妇女，更应该接受停经后的荷尔蒙治疗，主要是由于雌激素本身具有保护心血管免于硬化的功效。

乳房胀痛

乳房肿胀、乳头疼痛，甚至不能碰，连穿衣服都感觉不舒服，这种情况特别在停经已久、刚开始或恢复使用荷尔蒙的患者中比较常见，原因可能来自雌激素以及黄体素对乳房的刺激，也提示乳房组织仍有反应。这种现象，一般一两个星期之后，习惯了就适应了，症状也会随着消失。假如患者受不了，一两个周期仍旧无法适应，可以考虑减半给药。譬如说每天的雌激素是 0.625 mg，黄体素 2.5 mg。再不行，则可以换药。

体重增加

体重增加也是一个备受重视的问题，跟雌激素和黄体素都有关。由于这两种荷尔蒙都会引起细胞肿胀，身体便会有水肿的现象，事实上这跟乳房胀痛也有直接关系，因为都是短暂现象，而且比较轻微，不应过度忧虑。

比较之下，黄体素较易引起水肿的现象，因此有许多病，像癫痫、偏头痛、气喘、心脏或肾脏功能不好等，都应更格外小心。少数人对雌激素过度敏感，水肿严重，遇此状况应该考虑减量或换药。

体重增加的另外一个原因极可能是更年期症状消失，心情改善，此外雌激素能够促进肠道的蠕动，胃的排空也同时加快，消化好、吸收好，恐怕才是主要的原因。

静脉栓塞

雌激素容易引起阴部静脉栓塞也是争论的焦点。原来雌激素能活化 A 型纤维蛋白（fibrinopeptide A）以及凝血酶原（prothrombin 1+2），但是仍与服用的剂量有关。话说回来，这些改变只不过是血中第一个步骤，并没有文献证明，主要纤维蛋白（fibrin）会有增加的现象。除非是有潜在的风险因素，这些因素包括高年龄、肥胖、行动不便、动过大手术，以及曾经患过表浅静脉栓塞，甚至家族中有先天性易栓症（congenital thrombophilia）的人，都比较容易发生血栓，发生率为 21%～70%。

此外，著名的医学杂志《柳叶刀》1996 年曾报道，血栓和荷尔蒙的用量有关。使用合成雌激素（马烯雌酮）0.3 mg、0.625 mg 和 1.25 mg 的血栓发生率是不用者的 2.1 倍、3.3 倍和 6.9 倍。英国牛津后来也有类似的报告，只是差异均无统计学意义。此外，极少数的人用擦或贴的雌激素也会引起皮肤瘙痒甚至发炎。

心情抑郁

心情不好也可能是黄体素的副作用之一。原来黄体素也能引发经前期紧张综合征（premenstrual tension syndrome，PMS），包括抑郁、心烦、神经质等一过性性格改变。这可能与用量和所用的种类有关。可以每月只用 7～10 天，也可以每天只用一半的量，例如甲羟孕酮 2.5 mg，仍可用 10～14 天。

换药也是一种方法。因为不同的黄体素有其特异性反应，因此值得一试再试。通常微小型的黄体素，无论是口服或塞片，都少有这种副作用。子宫腔内用的黄体素螺旋线圈能缓慢释放黄体素，作用在子宫腔内，产生保护作用，同时减少全身性的反应，此药试用已接近完成，效果据说很好，可惜仍未见推广，缺乏肯定。此外，单独服用黄体素时，因为少了雌激素的作用，因此皮下油脂分泌增加，容易发生毛孔堵塞，产生青春痘。但情况都很轻微，一般都会很快消失。表 5 为雌激素和黄体素可能产生的副作用。

胆结石

此外，还有传说荷尔蒙治疗也会增加患胆结石的风险。这是老掉牙的故事了。原来，很久以前便发现怀孕和长期服用避孕药会增加胆结石的发生概率，因此停经后的荷尔蒙治疗想当然也可能会引发胆结石。事实上，停经后所用的荷尔蒙与口服避孕药相差太多，品种也不一样。

欧洲（包括瑞典）的两个医学中心对采用荷尔蒙治疗与未用者进行了长期评估，其中一项研究发现，治疗组发生胆结石的概率确实是不治疗组的两倍，而另一项研究却在长期追踪之后认为没有这回事。因此，目前还没有一致的看法。

表 5　雌激素和黄体素可能有的副作用

雌激素	黄体素
乳房胀痛	乳房胀痛
胆结石	经前症候群
静脉栓塞	水肿、体重增加
皮肤痒	青春痘
体重增加	头痛
	胃口好
	疲累
	心情抑郁

荷尔蒙补充治疗前应该做哪些检查?

接受荷尔蒙治疗之前，妇科医生除了要对更年期妇女做乳房、盆腔、子宫颈涂片的检查外，还要做一些例行的检查，例如体重、血压和抽血检查雌激素和卵泡刺激素，以及甘油三酯、血糖、胆固醇等。

其中好的和坏的胆固醇都得检查，必要时还得做骨盆腔超声波和乳腺X线摄影的筛检。

上述这些检查，接受荷尔蒙治疗的妇女跟未接受治疗的妇女一样，每年都应该做一次。曾患肝炎、胃肠溃疡者，在治疗前也应先进行例行检查，具体项目见表6。

表6　荷尔蒙治疗前的例行检查

一般的检查	必要时的检查
体重	肝脏功能
血压	乳腺X光摄影
乳房	骨盆腔超声波
骨盆腔检查包括子宫颈涂片	胃肠镜或X光检查
验血：	
雌激素、黄体素、	
好胆固醇、坏胆固醇、	
血糖、甘油三酯	

有危险因素的更年期妇女，例如家族中母亲、姊妹患乳腺癌或子宫癌，本人患子宫内膜异位症，甚至在第一次检查时发现有乳房纤维性囊肿、子宫肌瘤者，更应该提高警觉。此外，若有子宫异常出血、骨盆疼痛以及乳房肿块者，也都应该咨询相关的医生。

即便临床上没有异常症状，这类妇女也应该缩短例行的检查时间，每六个月检查一次，连续检查三次之后，再视情形变成一年一次。

在例行检查后、用药之前，医生还应当同患者沟通，说明如何用药以及用药后可能发生的现象，譬如分泌物增加、乳头疼痛、停药后的月经等，同时还应该说明用药的好坏，解释药物与癌症的关联。最简单直接的方式，就是给患者一张简单的用药说明，让她们用得安心。

结 论

◆经过长期的观察，更年期妇女无论有无更年期的症状，在预防胜于治疗的前提下，大家都一致认为应该使用荷尔蒙。

◆没有子宫的更年期妇女应该单独使用雌激素，有子宫的妇女则应该合并使用雌激素和黄体素。黄体素的主要功能就是保护子宫内膜。

◆刚停经的妇女，一般都是每个月用两种药物25天，并会产生停药后的月经。不喜欢有月经的停经妇女，则可每天同时用两种药物。市面上购买复方药剂也很方便，可提供另一种选择。

◆雌激素的种类繁多。一般口服和非口服都有同样的好处。没有肝脏、胃肠疾病的人，口服雌激素能提高身体内好的胆固醇的水平，效果最好。

◆年龄较大，尤其有膀胱、尿频问题的人，以及口服、擦或贴雌激素会引起皮肤发痒的人，都可以考虑用阴道软膏。隔日用或每周用两次，可以推迟更年期的症状和改善局部症状，尤其对因为缺乏荷尔蒙所导致的阴道炎（退化性阴道炎）和尿频等更为有效。这种局部软膏的血液浓度低，不会引起全身性的不良反应。但正因为如此，也就没有一般雌激素所带来的全身性好处，诸如对血中的脂蛋白、对心脏和骨骼的良性影响等。

◆黄体素也有口服和非口服两种药型。重点是要用最少的剂量和最短的使用时间，这样既可以保护子宫内膜，也可以将撷抗雌激素的作用减至最低。经前症候群也可经由换药或降低剂量、缩短日期而解除。

◆有子宫、但无法接受黄体素副作用的妇女，在经医生告知、充分了解利弊后，可考虑选择单独使用雌激素。新药替勃龙（Tibolone）将是很好的替代品，而且能够保护子宫，但要注意定期做体检。

◆子宫内用的黄体素同样也能减少全身性的副作用，也有可能部分取代现有的黄体素。

参 考 文 献

1. Padwick M L, Pryse-Davies J, Whitehead M I. A simple method for determining the optimal dosage of progestin in postmenopausal women receiving estrogens[J]. New England journal of medicine, 1986, 315(15): 930-934.

2. Ng H T, Chang S P, Yang T S, et al. Estradiol administered in a percutaneous gel for the prevention of postmenopausal bone loss[J]. Asia-Oceania journal of obstetrics and gynaecology, 1993, 19(2): 115-119.

3. Sturdee D W, Barlow D H, Ulrich L G, et al. Is the timing of withdrawal bleeding a guide to endometrial safety during sequential oestrogen-progestagen replacement therapy?[J]. The lancet, 1994, 344(8928): 979-982.

4. Yang T S, Tsan S H, Chen C R, et al. Evaluation of conjugated estrogen plus medroxyprogesterone acetate versus tibolone in early postmenopausal Chinese women[J]. China medical journal , 1999, 62(5): 308-315.

5. Notelovitz M. Estrogen replacement therapy: indications, contraindications, and agent selection[J]. American journal of obstetrics and gynecology, 1989, 161(6): 1832-1841.

6. Daly E, Vessey M P, Hawkins M M, et al. Risk of venous

thromboembolism in users of hormone replacement therapy[J]. The lancet, 1996, 348(9033): 977−980.

7. Winkler U H. Hormone replacement therapy and hemostasis: principles of a complex interaction[J]. Maturitas, 1996, 24(6): 131−145.